Generation
Maske

Dieses Buch – als Ganzes oder in Auszügen – ist zu Ihrer Information geschrieben. Auch wenn es sorgfältig erarbeitet worden ist, erfolgen alle Angaben ohne Gewähr. Weder Autor noch Verlag können für eventuelle Nachteile oder Schäden, die aus den im Buch gemachten Angaben resultieren, eine Haftung übernehmen.

1. Auflage März 2021

Copyright © 2021 bei
Kopp Verlag, Bertha-Benz-Straße 10, D-72108 Rottenburg

Alle Rechte vorbehalten

Lektorat: Christina Neuhaus
Satz und Layout: Nicole Lechner
Umschlaggestaltung: Laura Hönes

ISBN: 978-3-86445-819-4

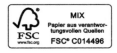

Gerne senden wir Ihnen unser Verlagsverzeichnis
Kopp Verlag
Bertha-Benz-Straße 10
72108 Rottenburg
E-Mail: info@kopp-verlag.de
Tel.: (0 74 72) 98 06-10
Fax: (0 74 72) 98 06-11

Unser Buchprogramm finden Sie auch im Internet unter:
www.kopp-verlag.de

Stefan W. Hockertz

Generation Maske

Corona: Angst und
Herausforderung

KOPP VERLAG

Inhalt

Der Wissende	8
Prolog	10

Über den Umgang mit der Vergangenheit in der Zukunft ... 12

»Unsere Kinder sollen es einmal besser haben als wir!«	12
Generation »Boomer«	14
Wie haben uns unsere Eltern über ihre Vergangenheit erzählt?	16
Von Generation zu Generation	17

Corona und Kinder – eine Bestandsaufnahme ... 20

Was geschieht mit unseren Kindern?	20
Kinder als Versuchsobjekte	29
Urzelle Familie	33
Lebensraum Schule	36

Schule – zwischen Homeschooling und Präsenzunterricht ... 39

Herausfordernde Situationen und wie wir darauf vorbereitet sind und waren	39

Digitalisierung als Voraussetzung
für Lernerfolg? 41

Schulalltag in der Pandemie 43

Alltag ist was anderes!
Beobachtungen und Erkenntnisse 48

Maske – Prävention und Symbol 53

Schule in der Krise – ein sicherer Ort 59

Generation Maske 68

Gesundheitliche Auswirkungen 68

Gesellschaftlich-soziale Auswirkungen 78

Die Maske – ein politisches Symbol 81

Denkanstoß 86

Impfen oder nicht impfen?
Das ist die Frage 87

Eine kurze Geschichte des Impfens 89

So funktioniert Impfen 93

Von der Entwicklung zur Zulassung –
eine kritische Betrachtung 100

Impfstoffentwicklung – ein langer Prozess 107

Die Corona-Impfung: Segen oder Fluch? 111

Eingriff in unser Genom? 119

Wettstreit Impfstoff 125

Und wo bleibt die Ethik? 130

Kollateralschäden **135**

Das »Kohn-Papier« 137

Kollateralschaden Angst 142

Cybermobbing und Corona 145

Die ermattete Gesellschaft 148

»Bröckelnde Mythen« 155

Kollateralnutzen? 159

Blick in die Zukunft **163**

Solidarität und Sicherheit 165

Therapie und Medikation 166

Angstbewältigung 168

Resilienz und Robustheit 170

Kompetenz und Mündigkeit 174

Vorausschau **178**

Wie wird es in einem Jahr sein? 178

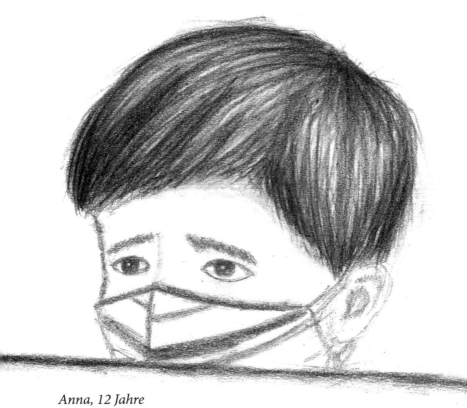

Anna, 12 Jahre

»Unsere Kinder sollen es einmal
besser haben als wir!« 181

Epilog – Ein offener Brief **182**

Quellennachweis **184**

Der Wissende

Wer einmal frei
vom großen Wahn
ins leere Aug
der Sphinx geblickt,
vergißt den Ernst
des Irdischen
aus Überernst
und lächelt nur.
Ein Spiel bedünkt
ihn nun die Welt,
ein Spiel er selbst
und all sein Tun.
Wohl läßt er's nicht
und spielt es fort
und treibt es zart
und klug und kühn –
doch lüftet ihr
die Maske ihm:
er blickt euch an
und lächelt nur.

Wer einmal frei
vom großen Wahn
ins leere Aug
der Sphinx geblickt,
verachtet stumm
der Erde Weh,
der Erde Lust,
und lächelt nur.

Christian Morgenstern
(1871–1914)

Prolog

»Corona-Pandemie« – von der Gesellschaft für deutsche Sprache zum Wort des Jahres 2020 gekürt. Oder wohl eher zum Unwort des Jahres. An zweiter Stelle: »Lockdown«.

Was ist eigentlich ein Lockdown? Das Schlagwort muss für nicht englischsprachige beziehungsweise ältere Menschen mit Inhalt gefüllt werden. Sinnverwandte Begriffe sind zum Beispiel »Ausgangssperre« oder »Ausgehverbot«. Das Wort »Lockdown« suggeriert im aktuellen Gebrauch indes eine Verbindung zu Begriffen wie Schutz und Fürsorge. Die Schäden aber, die mit diesem Lockdown einhergehen, werden meist ausgeblendet angesichts dieser vorgegebenen fragwürdigen Schutzfunktion.

Eine Flut von Informationen, Wahrheiten, Halbwahrheiten, Zahlen, Daten, Fakten und Vermutungen stürmt täglich auf uns ein. Es ist schwierig, sich in diesem Wust aus Nachrichten zurechtzufinden, sich auf das Wesentliche zu konzentrieren und Prioritäten zu setzen.

Zwei Felder nehme ich besonders in Augenschein, die nicht nur aufgrund ihrer weitreichenden Dimension, sondern auch wegen andauernder Aktualität im Fokus des öffentlichen Interesses stehen. Kontroverse Diskussionen in der Öffentlichkeit und auch im privaten Bereich manifestieren die Brisanz der von mir gewählten Schwerpunkte. Kein Nischenthema, keine auf Minderheiten begrenzte Situation, nein: Die Betroffenheit zieht sich durch die ganze Gesellschaft, geht uns alle an, betrifft uns alle.

Meiner Profession geschuldet – und den Blick in die Zukunft gerichtet – sind diese Felder:

→ Schule in Zeiten der Pandemie

→ Impfen – pro oder kontra

Widmet man sich intensiv einem Thema, beleuchtet es von allen Seiten und taucht tief in die Materie ein, dann kommen zwangsläufig Fragen auf, melden sich Zweifel. Zweifel an der Schlüssigkeit des Gelesenen, an der Glaubwürdigkeit mancher Akteure. Widersprüche in Argumentationsketten machen stutzig.

Deswegen beinhaltet ein drittes Feld Gedanken, Äußerungen und Aktivitäten aus verschiedenen Kontexten – bezogen auf unsere Kinder und Jugendlichen. Dies sind »heiße« Themenbereiche, die ich bei meinen Ausführungen unter dem Aspekt »Generation Maske« beschreibe und betrachte, denn es sind Themen, die uns noch generationenlang beschäftigen werden.

Schließlich folgt das Fünf-Punkte-Programm STARK: Fünf Felder zum Erhalt beziehungsweise Aufbau von Stärke, derer es bedarf, um eine gelingende Zukunft zu gestalten.

Stefan Hockertz
Februar 2021

Über den Umgang mit der Vergangenheit in der Zukunft

»Unsere Kinder sollen es einmal besser haben als wir!«

Dieser Wunsch der Kriegsgeneration erfüllte sich tatsächlich für die Folgegenerationen nach 1945: Kriegsende, Aufstieg, Wirtschaftswachstum, Zukunftsperspektiven. Bezog sich dieser Wunsch unserer Eltern- und Großelterngeneration – noch im Schatten der Folgen des Zweiten Weltkrieges – hauptsächlich auf das materielle Wohl und die körperliche Unversehrtheit, so setzte sich dieser Leitgedanke in den Köpfen vieler Eltern der »68er-Generation« fest als Wunsch oder Bestreben, ihren Kindern weniger Reglement und mehr Freiheit zuzugestehen.

Und heute? Was wünschen wir uns heute für die Zukunft unserer Kinder? Was brauchen sie, um für das Leben gut gerüstet zu sein?

Wähnten wir uns vor noch nicht allzu langer Zeit in der Gewissheit, uns und unsere Welt »im Griff zu haben«, so bewegt uns jetzt die Frage: Wie wird die Zukunft der Kinder und Jugendlichen aussehen – bei *dieser* Gegenwart? Wagen wir mal einen Blick nach vorn, ins Jahr 2051:

»Als ich 8 Jahre alt war, da ging das los mit der Maske. Ab dann mussten wir in der Öffentlichkeit überall Masken tragen. Ich habe manchmal kaum Luft bekommen.«

»Da wurde immer wieder die Schule dicht gemacht wegen Corona-Positiven. Homeschooling nannte man das. Ich hatte damals keine Möglichkeit, richtig am Fernunterricht teilzunehmen, weil ich weder Laptop noch Tablet besaß. Ihr wisst schon, diese flachen Rechner wie Opa noch einen hat. Tja, und dann hab ich die Schule abgebrochen, 1 Jahr vor dem Abitur.«

»Ich dachte, dass ich bald sterben muss. Die vielen Särge im Fernsehen. Wir hatten einfach eine Heidenangst!«

Wie unsere Kinder ihren Kindern davon erzählen, das liegt an *uns*!

Generation Maske – so der Titel dieses Buches. Wird die Maske zu einem starken ikonischen Bild werden, zu einem Symbol für eine ganze Generation? Wofür steht die Maske? Ganz praktisch gesehen zunächst einmal für einen Mund-Nase-Schutz. Aber das Bild ist wesentlich stärker: Unsichtbarkeit, Rückzug, Vermummung, Empathielosigkeit, Soziopathie und politischer Maulkorb.

Das ist die Motivation für dieses Buch: Überwinden des Corona-Traumas – in der Hoffnung, dass die Kinder der »Generation Maske« eben nicht zur Generation mit Maske gehören werden. Dass es beim Schatten der Erinnerung an eine schwere Zeit bleibt und vor allem, dass Lehren daraus gezogen werden.

Generation »Boomer«

Pädagogik und Naturwissenschaft: verschiedene Blickwinkel, verschiedene Ansätze – aber die gleiche Motivation! Das interdisziplinäre Zusammenwirken, der Austausch der Fachbereiche und der Bezug zur Generation der Kinder und Jugendlichen – dies ist mir schon immer ein großes Anliegen gewesen, ermöglicht es doch globale Erkenntnisse und Rückschlüsse sowie fachübergreifende Lösungsmöglichkeiten.

Einblicke in den Schulalltag in »Corona-Zeiten«: Was geschieht mit unseren Kindern und Jugendlichen, wie verändern sie sich?

Berichte und Erfahrungen aus dem Schulalltag, Fragen an Schülerinnen und Schüler, Rückmeldungen von Lehrkräften und Eltern. Feldforschung.

Was die jüngeren Kinder (ab 6 Jahren) mit Bildern ausdrücken, das thematisieren die älteren (bis 16 Jahre) in Texten. Unter die Haut geht beides.

Auf der anderen Seite steht mein »Hauptgeschäft« als Immunologe und Toxikologe: aktuell sind es Vorträge und Veröffentlichungen zum Thema Covid-19, hier speziell zum Impfen. Ich befinde mich im Diskurs und Austausch mit Fachkollegen, Journalisten und Medien. Zudem bin ich des Öfteren Gast bei Interviews und in Fachforen. Zum Verständnis der Gegenwart – die Zukunft im Blick – bedarf es auch immer, in die Retrospektive zu gehen. Daher ein kurzer historischer Exkurs zu unserer Generation:

Der Autor gehört der »Generation Boomer« an – eine Bezeichnung für die in den »Babyboom«-Jahren von 1955 bis 1965 Geborenen. Die »Boomer« werden als Wohlstandsgeneration bezeichnet, nach dem Motto: immer aufwärts, auf Wachstum konzentriert, leistungsorientiert und strebsam. Doch welche Lehren ziehen wir »Boomer« aus unserer Geschichte, in welchem Geist sind wir sozialisiert, was sind unsere Werte?

Die Schrecken des Zweiten Weltkrieges schienen überwunden und weit weg. Die »Boomer« kannten weder Hunger noch Existenzangst – so wie ihre Eltern und Großeltern, die zum Teil beide Weltkriege erlebt hatten. Es gab keine direkte Bedrohung, beunruhigende Situationen schienen weit weg, etwa der Vietnamkrieg. Geprägt durch den Wiederaufbau nach dem Krieg zeichnen sich die Babyboomer durch christliche Werte, Zukunftsgläubigkeit und Hoffnung aus. Kindheitserinnerungen, die aber nicht massiv genug waren, um traumatisch zu wirken, sind Kriegsschäden an Gebäuden, Lücken in Häuserzeilen, »CARE-Pakete« aus Amerika, Erzählungen von Krieg, Flucht und Vertreibung aus zweiter oder dritter Hand.

Ansonsten Eingeprägtes: Mondlandung, Kennedy-Mord, Martin-Luther-King, Woodstock, der Bau der Mauer, Kuba-Krise, autofreie Sonntage, Flower-Power – und die deutsche Wiedervereinigung. Diese führe ich bewusst mit an, weil ihr der Charakter einer friedlichen Revolution innewohnt, eines demokratischen Widerstandes, den wir heute dringend benötigen. So hatten »wir Boomer« beides erlebt: den Bau, aber auch den Fall der Mauer. In der Gegenwart erleben wir Einschränkungen und müssen berechtigt hoffen können, dass sie auch wieder umkehrbar oder durch bessere Optionen zu ersetzen sind – egal wie einschneidend sie sein mögen.

Die obigen Ausführungen sind zeitgeschichtlich natürlich verallgemeinernd zu sehen, individuelle Schicksale werden hier bewusst nicht thematisiert.

Wie haben uns unsere Eltern über ihre Vergangenheit erzählt?

Gehen wir noch eine Generation zurück. Wie haben unsere Eltern mit uns über ihre Geschichte gesprochen? Wurde überhaupt gesprochen? Wurden traumatische Erlebnisse, alte Ängste, dunkle Geheimnisse thematisiert? Schweigen an der sonntäglichen Kaffeetafel, wenn man fragte, ob Opa denn nicht gewusst habe, was mit den Juden passiert sei. Zerknitterte Schwarz-Weiß-Fotos mit gezacktem Rand, darauf Personen, die zur Familie gehörten, über die man aber nicht sprach.

Viele Fragen, die unbeantwortet blieben. Wie kann man überhaupt weiterleben nach dem Verlust lieber Menschen? Wie bekommt man die Bilder aus dem Kopf, die einen Nacht für Nacht verfolgen? Erster Weltkrieg, Zweiter Weltkrieg, Holocaust, Vertreibung, Hunger – Themen, die nicht präsent waren in der Nachkriegszeit. Selbst noch in den 70er-Jahren: Im Geschichtsbuch für die Kollegstufe folgte auf das Thema »Weimarer Republik« als nächstes Kapitel »Der Aufbau der Bundesrepublik«. Was völlig fehlte war die Zeit dazwischen. Kein Thema – stattdessen Tabu, Schweigen.

Welche Lehren haben unsere Eltern und Großeltern aus dieser schrecklichen Zeit gezogen? Kann man Traumata überwinden, ohne sie zu thematisieren? Oft erst viele, viele Jahre später gab es das Bedürfnis von Zeitzeugen, zu sprechen, zu mahnen, das Erlebte aufzuschreiben. Dass es im Einzelfall anders lief, dass in manchen Familien schon immer darüber gesprochen wurde, dass Krieg und Tod, Schuld und Verantwortung Themen waren, ist unbestritten. Die Frage jedoch bleibt: Welche Lehren wurden als »Menschheitsgedächtnis« an die Folgegenerationen weitergegeben? Oder provokanter: Gab es überhaupt Lehren, die weitergegeben wurden?

Wir spannen den Bogen zu den aktuellen Geschehnissen. Wir beobachten Veränderungen in der Gesellschaft. Wie schon bei den Berichten über den Nationalsozialismus kommt es uns so vor, als ob Haltungen (oder eher Nicht-Haltungen!) sich wiederholen, Parallelen sich zeigten. Wohnt »den Deutschen« zu viel »Untertanengeist« inne? Grinst uns einmal mehr die hässliche Fratze des Denunziantentums an?

Es scheint zunehmend schwierig zu werden, eine vom Mainstream abweichende Meinung zu vertreten und diese öffentlich zu äußern.

Von Generation zu Generation

Die Aufgabe unserer Generation ist es, die nächste Generation zu begleiten und auf die Zukunft vorzubereiten. Eine Zukunft, der inzwischen viele Kinder und Jugendliche mit Unsicherheit,

Über den Umgang mit der Vergangenheit in der Zukunft

ja, sogar Angst und Schrecken entgegensehen. Dem gilt es entgegenzuwirken.

Diese Vorbereitung der Kinder auf die Zukunft ist zunächst ursächlich die Aufgabe der Eltern, sie liegt in deren ureigener Verantwortung. Eine ähnlich große Verantwortung haben aber auch die Lehrkräfte, denn gerade jüngere Schülerinnen und Schüler sehen in ihrem Klassenlehrer, ihrer Klassenlehrerin, eine zuverlässige, vertrauensvolle Person.

Aufklärung ist also unser aller Aufgabe, wissensbasiert, vernünftig und maßvoll. Denn Ängste sind da, das werden wir im Folgenden aufzeigen. Umso wichtiger erscheint es, Schaden abzuwenden und den Kindern eine Stimme zu geben. Corona als Krankheit zu verstehen und mit ihr umgehen zu lernen, aber keine Angst vor ihr zu haben, denn Angst macht uns handlungsunfähig.

All das kann sich jedoch nicht auf private Initiativen beschränken. Die Aufgabe der Politik wäre es nun, gerade unserer Jugend Mut zu machen, die sich – das zeigt der Schulalltag – oftmals ausgeliefert, hilf- und machtlos fühlt. Lassen sich diese niederschmetternden Gefühle durch das Einhalten von Abstandsregelungen und das Installieren der Corona-Warn-App überwinden? Die Aussagen von Politikern suggerieren dies. Ein Hinterfragen der Regelungen wird schnell gleichgesetzt mit »Ungehorsam«. Dabei ist es gerade das Hinterfragen, das Kinder auf dem Weg zu mündigem Denken voranbringt.

»Generation Maske«: Wo bleibt der Frohsinn, die Freude, das Lachen, die Leichtigkeit? Derzeit sind sie allesamt selten zu finden.

Bei all den Maßnahmen und Regelvorgaben, die täglich über uns hereinbrechen, gilt doch vorrangig, Schaden und Nutzen sorgfältig gegeneinander abzuwägen. Stichwort »Selektive Toxizität«: Das bedeutet, die Behandlung darf nicht gefährlicher sein als die Krankheit selbst. Informationen sollten daher beim Gegenüber nicht autoritär und rechthaberisch ankommen, sondern immer wissensbasiert und vernünftig sein.

Angst essen Seele auf – dieser Filmtitel[1] vermittelt ein starkes Bild. Lassen wir nicht zu, dass es Realität wird.

Corona und Kinder – eine Bestandsaufnahme

Was geschieht mit unseren Kindern?

Mit welchen Schlagworten wurden und werden wir infiltriert:

➔ »Superspreader«, »Virenschleuder«, »hohe Infektionsquelle«

➔ »seit Beginn der Pandemie etwa 8800 Menschen an Covid-19 gestorben, davon nur drei unter 18 Jahren«

➔ »Kinder durch das Coronavirus weniger gefährdet als Erwachsene«

➔ »Enkel als Gefahr für die Großeltern«

➔ »Kitas sind keine Pandemietreiber«

Es existieren viele Meinungen und kontroverse Aussagen zur Rolle der Kinder und Jugendlichen in den Zeiten von Corona. Es sind Aussagen von Politikern, Ärzten, Moderatoren, Experten und solchen, die sich dafür halten.

In diesem Kapitel schauen wir uns die Umfelder an, in denen sich unsere Kinder und Jugendlichen bewegen: Familie, Schule, Freundeskreis, soziales Leben und Öffentlichkeit. Aber wir gehen auch der Frage nach, inwieweit es sinnvoll ist, Kinder in Impfstudien einzusetzen.

Was geschieht mit unseren Kindern?

Corona ist kake weil man da Maske Tragen muss. Man kann nicht so fiele Sachen machen.

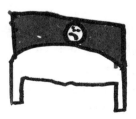

Linus, 8 Jahre

Im Zuge von Corona sind Kinder und Jugendliche vielerlei Beeinträchtigungen ausgesetzt. Was macht diese Situation mit ihnen?

Corona und Kinder – eine Bestandsaufnahme

Vor allem jüngere Kinder wurden zu Beginn der Pandemie als Schuldige, »Superspreader«, dargestellt, ja stigmatisiert – völlig zu Unrecht, wie wir inzwischen wissen. Dies war eine »Schuldzuweisung« infolge von Annahmen, von nicht ausreichend evaluierten/validierten Erkenntnissen. Diese Leichtfertigkeit gegenüber den schwächsten Gliedern unserer Gesellschaft ist grob fahrlässig! Umso wichtiger ist es, diese Gruppe, die Betroffenen selbst, zu Wort kommen zu lassen – hier konkret aus dem Alltag an verschiedenen Schulen, gemäß der Berichte und Informationen von Lehrkräften, mit denen ich regelmäßig in Austausch und Kontakt stehe.

Die zitierten Aussagen sind Texte von Kindern und Jugendlichen zwischen 8 und 16 Jahren. Nicht im Rahmen einer Studie oder Untersuchung, nicht mit standardisierten Tests und Fragebögen, nicht in alltagsfernen Kontexten: Die Aufforderung erfolgte im Präsenzunterricht zwischen Mathematik und Musik, Englisch und Deutsch, Physik und Kunst: *Schreibe auf, was Corona für dich bedeutet, was Corona mit dir macht! Du kannst auch was malen.*

Die hier gezeigte Auswahl steht für sich und bedarf keiner erklärenden Worte. Nur so viel: Da ist sehr viel Betroffenheit, Angst, Unsicherheit und Unkenntnis enthalten. Inhaltlich wurde an den Texten nichts geändert, lediglich ein paar orthographische Korrekturen wurden ausgeführt.

Aussagen der älteren Schülerinnen und Schüler aus den Klassenstufen 8–10:

→ »Da ich ja eine Vorerkrankung habe und sowieso zur Risikogruppe gehöre, habe ich Angst. Ich habe große Angst davor, mich anzustecken. Trotzdem bin ich zuversichtlich, dass alles gut wird und dass alles im Griff bleibt.« *(Schülerin, 9. Klasse)*

→ »Ich habe große Angst vor einem weiteren Lockdown. Nicht nur, weil es mein Prüfungsjahr ist, sondern weil mein Vater auch eine Wirtschaft besitzt, und wenn wir die zumachen müssen, kann es sogar dazu kommen, dass wir unsere Miete nicht zahlen können und wir deswegen eventuell wegziehen müssen.« *(Schüler, 10. Klasse)*

→ »Maskenpflicht im Unterricht ist sehr blöd!« *(Schülerin, 8. Klasse)*

→ »Die momentane Situation ist sehr anstrengend und nicht einfach, weil man fast gar nichts mehr machen darf/kann. Bei uns sind schon so viele Ausflüge ausgefallen, die London-Fahrt, wahrscheinlich auch die Abschlussfahrt und ich hoffe, dass sich die Situation bald wieder entspannt.« *(Schüler, 10. Klasse)*

→ »Ich hoffe, dass die Corona-Zahlen nicht weiter steigen, dass wir weiter zur Schule gehen können. Dass die Politik mit der Forschung weitergeht, dass keiner von uns Corona bekommt.« *(Schüler, 8. Klasse)*

→ »Ich finde es schlecht, dass die, die oben sitzen, also die Regierung, alles entscheiden, ohne uns zu fragen oder unsere Meinung zu hören, wie wir das finden oder wie wir das lösen würden oder wie wir zum Beispiel mit der Maske die ganze Zeit in der Schule sitzen müssen.« *(Schüler, 9. Klasse)*

Und so äußern sich die jüngeren Kinder aus den Klassenstufen 4–5:

→ »Wegen Corona sind viele Sachen ausgefallen, ich hasse Corona wegen der Maske, und wegen Corona sind viele gestorben.« *(Schülerin, 5. Klasse)*

Corona und Kinder – eine Bestandsaufnahme

→ »Wieso essen die Chinesen Fledermäuse? Warum haben sie das geheim gehalten?« *(Schüler, 4. Klasse)*

→ »Das Coronavirus, Fakten: Es ist sehr gefährlich ansteckend und oft tödlich, wenn man es hat, gehen sie nicht zum Arzt, sonst eine 90-prozentige Chance sich anzustecken.« *(Schülerin, 5. Klasse)*

→ »Schlecht: Maske, Abstand halten, immer anmelden, kein Impfstoff.« *(Schülerin, 4. Klasse)*

→ »Corona, das schlimmste Virus überhaupt! Und wir dürfen unsere Oma nicht besuchen!« *(Schüler, 5. Klasse)*

Nur ein paar kleine Texte – und doch spürt man deutlich die Befindlichkeiten der Kinder und Jugendlichen: Unwissenheit, Unsicherheit, Angst, Panik. Wir kommen wieder auf unsere Ausgangsmotivation zurück: den Kindern und Jugendlichen eine Stimme geben, von Generation zu Generation. Aufklärung und Information: wissensbasiert, vernünftig, maßvoll. Dies ist die Aufgabe von Lehrern, Erziehern, Wissenschaftlern und Politikern – aber in erster Linie der Eltern!

Was ist nun dran an den »Superspreadern«, den »Virenschleudern«? Hierzu möchte ich im Folgenden die Ergebnisse der Corona-Studie der TU Dresden ausführen, die in Zusammenarbeit mit dem Carl-Gustav-Carus-Universitätsklinikum/Klinik und der Poliklinik für Kinder- und Jugendmedizin unter Prof. Dr. med. Reinhard Berner stattgefunden hat; Start war im Mai 2020.

»Corona-Studie: Immunisierungsgrad geringer als erwartet – Schulen haben sich nicht zu Hotspots entwickelt«.[2] An dieser Studie nahmen über 2000 Personen teil. Es lagen 2045 Blutproben vor von Schülern und Lehrkräften aus 13 weiterführenden

Schulen in Sachsen aus den Klassenstufen 8–11 und 504 teilnehmenden Lehrkräften (Alter: 30–66 Jahre). Die bis dahin bundesweit größte Studie untersuchte, wie viele Schüler und Lehrer Antikörper gegen das SARS-CoV-2-Virus in sich tragen und wie sich dessen Ausbreitung verändert. Die erfassten Zahlen gaben Aufschluss über den Immunitätsgrad von Lehrern und Schülern als wichtige Anhaltspunkte dafür, wie beziehungsweise ob der Schulbetrieb nach den Sommerferien 2020 wieder aufgenommen werden könnte.

Die Ergebnisse der Studie zeigen, dass der Immunisierungsgrad mit 0,6 Prozent deutlich niedriger ist als prognostiziert. Die dynamische Verbreitung innerhalb der Familien wurde ebenfalls überschätzt; der größte Teil der untersuchten Schulkinder hat trotz eines auftretenden Infekts in der Familie selbst keine Infektion durchgemacht. Von daher müssten die Maßnahmen zur Kontaktbeschränkung überdacht werden.

Und die meines Ermessens wichtigste Aussage der Studie: Weder vor dem Lockdown noch nach der Wiedereröffnung haben sich Hotspots an Schulen entwickelt. »Superspreader«-Ergebnisse sehen anders aus!

Ich möchte noch eine weitere Studie anführen: »Kinder in der Corona-Pandemie – Ergebnisse der COPSY-Studie«.[3] COPSY steht für COrona und PSYche. In dieser bundesweiten Studie wurden Kinder und Jugendliche während der Corona-Pandemie befragt.

Durchgeführt im Zeitraum vom 26.5. bis 10.7.2020 wurden über 1000 Jugendliche und Kinder zwischen 11 und 17 Jahren sowie mehr als 1500 Eltern zu folgenden Themen befragt: psychische

Corona und Kinder – eine Bestandsaufnahme

Gesundheit, Lebensqualität, Gesundheitsverhalten, konkrete Fragen zu Schule, Familie und Freunden. Wie äußern sich Kinder und Jugendliche zu den massiven Änderungen ihres Alltags seit »Corona« in Bezug auf Schulschließung, Homeschooling, eingeschränkte Kontakte und Wegfall gewohnter Freizeitaktivitäten?

Diese Veränderungen – so das COPSY-Team – können als kritisches Lebensereignis aufgefasst werden. Dieses wiederum kann zu psychischen Problemen bei Kindern und Jugendlichen führen. Fazit: »Die psychische Gesundheit von Kindern hat sich während der Corona-Pandemie verschlechtert.«

Die online durchgeführte Befragung erbrachte folgende Ergebnisse, hier stichpunktartig dargestellt: Die Lebensqualität von Kindern und Jugendlichen in Deutschland hat sich während der Corona-Pandemie vermindert; vermehrt psychische und psychosomatische Auffälligkeiten; betroffen sind v. a. Kinder aus sozial schwachen Familien; Kinder und Jugendliche machen sich vermehrt Sorgen, achten weniger auf ihre Gesundheit, beklagen häufiger Streit in der Familie; das Verhältnis zu Freunden hat durch mangelnden direkten Kontakt gelitten; Auffälligkeiten wie: Hyperaktivität, emotionale Probleme, Einschlafprobleme, Kopf- und Bauchschmerzen.

Schule und Lernen stellen sich für zwei Drittel der Kinder und Jugendlichen anstrengender dar als vor Corona; besonders schwierig ist es für Kinder und Jugendliche, deren Eltern einen niedrigen Bildungsabschluss beziehungsweise einen Migrationshintergrund haben; ebenso fehlende finanzielle Ressourcen in der Familie, ein beengter Wohnraum und demzufolge mangelnde Rückzugsmöglichkeiten. Dringend benötigt würden – so die Forderung des COPSY-Teams – Konzepte, wie Familien in belasteten Phasen besser geholfen werden kann, denn belastete Eltern bedeuten belastete Kinder.

Wir sprechen über alte Ängste und neue Herausforderungen. Angst vor der »Apokalypse«, vor Massensterben, Angst vor Verlust, Angst vor der Zukunft. Ja, und auch die Angst vor dem Tod, dem eigenen und dem der nahen Angehörigen. Der Tod ist ein großes Tabuthema in unserer Gesellschaft. Fatal wäre die Schuldzuweisung, dass es die Kinder zu verantworten hätten, wenn Angehörige an Corona erkranken und versterben würden. Die Folge solcher unbedachten Aussagen könnte sein, dass Kinder schwere Traumata entwickeln.

Solche Ängste sind es, die unsere Kinder und Jugendlichen umtreiben, sicher in verschieden intensiven Graden und Erscheinungsformen, sie sind aber durchaus vorhanden. Wenn nicht direkt auf das eigene Leben bezogen, dann auf die Situation in der Familie, auf das direkte Umfeld, auf Freundeskreis, Schule und weitere Felder, in denen sich unsere Kinder bewegen. Der Verlust oder zumindest die Einschränkung von Geborgenheit und Sicherheit wären die Folgen.

Die – besonders über die öffentlich-rechtlichen Medien verbreiteten – Bilder tun ein Übriges. Gerade bei kleinen Kindern setzen sich diese im Kopf fest. Vor allem dann, wenn sie nicht mit den Eltern beziehungsweise vertrauten Erwachsenen darüber sprechen können, die solche Bilder einordnen und sie somit davon befreien könnten. Weder Eltern noch Kinder können sich diesen permanenten und immer drastischer werdenden Nachrichten entziehen. Der gemeinsamen Verarbeitung sind natür-

Corona und Kinder – eine Bestandsaufnahme

liche Grenzen gesetzt. Daraus resultieren dann neue Herausforderungen: Die Erkenntnis, dass globale Situationen in den genannten Kontexten Familie, Schule und Gesellschaft nicht privat zu meistern sind, dass massive Änderungen des eigenen Verhaltens notwendig sind.

Bis dato galt die Urzelle Familie als feste Größe und sicherer Platz in der Welt des Kindes. Sie steht für Stabilität und Sicherheit, während die Schule eine verbindliche, zuverlässige Struktur bietet – bei Fernunterricht ist das schwierig! Die Familie als Urzelle des Vertrauens und der Sicherheit wird also zusehends zu einem Ort vermehrter häuslicher Gewalt.[4]

Dazu diese Information, die unter die Haut geht:

→ »Im Vereinigten Königreich wurden in den ersten drei Wochen der in Zusammenhang mit der COVID-19-Pandemie verhängten Ausgangssperre 14 Frauen und 2 Kinder ermordet. Dies sind die höchsten Zahlen in 11 Jahren.«

→ »Auch die Zahl der Anrufe bei Childline, einer von der National Society for the Prevention of Cruelty to Children (Nationale Gesellschaft für die Prävention von Kindesmisshandlung) betriebenen Notrufnummer, von Kindern, die über körperliche oder psychische Gewalt berichten, ist um 36 beziehungsweise 31 Prozent gestiegen.«[5]

Was passiert, wenn diese »Fixsterne« nicht mehr fix sind, werden wir im weiteren Verlauf aufzeigen. Sind Kinder und Jugendliche mit Frustrationshintergrund und Traumatisierungsgeschichte die Folge?

Und wie es Kindern und Jugendlichen ergeht, für die bereits vor Corona die Situation in Familie und Schule schwierig war, das kann man sich lebhaft vorstellen.

Ein Schüler (14 Jahre) hat es so formuliert: »Ich fühle mich ausgeliefert!«

Kinder als Versuchsobjekte

Zum Thema »Ausgeliefertsein« folgt nun eine kritische Betrachtung aus meiner Sicht zu einer Untersuchung an Kindern zur Erkenntnisgewinnung bei Probenahmen: wissenschaftliche Notwendigkeit versus ethische Vertretbarkeit.

> »B-FAST ist ein Projekt des Nationalen Forschungsnetzwerks der Universitätskliniken in Deutschland, gefördert durch das Bundesministerium für Bildung und Forschung. Ziel des Gesamtvorhabens ist es, zur Bewältigung der Pandemie mit SARS-CoV-2 und COVID-19 beizutragen. Testteams aus ÄrztInnen und Studierenden kommen in dreiwöchigen Testphasen in die Einrichtung. Die Kinder, Jugendlichen und MitarbeiterInnen werden in unterschiedlichen Arten der Probengewinnung mehrfach pro Woche getestet.«[6]

So weit die offizielle Mitteilung.

Als Toxikologe, Pharmakologe und Immunologe frage ich mich unwillkürlich, warum Kinder überhaupt mit in die Studie eingeschlossen werden. Es handelt sich um einen medizinischen Eingriff, somit sollte sowohl ein Studienplan für dieses Experiment als auch eine wissenschaftliche Rationale vorliegen, warum auch Kinder in diese Studie mit einbezogen werden.

Corona und Kinder – eine Bestandsaufnahme

Bei der Arzneimittelentwicklung (um die es hier *nicht* geht) spielen Kinder eine große Rolle. Laut EG-Verordnung 1901/2006 über Kinderarzneimittel wird erstmalig die Entwicklung von Kinderarzneimitteln als integraler Bestandteil der Arzneimittelentwicklung angesehen, denn beim Antrag auf Zulassung oder bei Indikationserweiterung muss ein genehmigtes pädiatrisches Prüfkonzept (PIP) vorliegen. Für dieses PIP und die daraus resultierenden klinischen Studien gelten besonders hohe ethische und medizinische Grundsätze, denn ein Schaden durch diese Untersuchungen – auch psychischer Art – muss gänzlich ausgeschlossen werden. Im Gegensatz zu Erwachsenen verstehen Kinder den Sinn und Zweck solcher Experimente meist nicht, daher ist bei der Planung und Durchführung solcher Studien größte Sorgfalt vonnöten.

Die besondere Problematik von Studien im Kindesalter besteht darin, dass auf kleine Fallzahlen Rücksicht zu nehmen ist, da möglichst wenig Kinder in Studien eingeschlossen werden sollen. Da die Zustimmung durch die Studienteilnehmer zwingend notwendig ist, muss also in diesem Fall die Einwilligung durch gesetzliche Vertreter vorliegen. Das Kind kann selbst nicht darüber entscheiden, an der Studie teilzunehmen oder nicht.

Dies ist ethisch zu bedenken, da es sich ja hier um ein Humanexperiment handelt. Es steht außer Frage, dass Experimente an Kindern im Gegensatz zu Erwachsenen immer die Gefahr der Beeinträchtigung von Wachstum und Entwicklung, sei es psychischer oder physischer Art, bergen.

So schützt das Arzneimittelgesetz (AMG) Kinder ganz besonders. § 40 AMG Abs. 4 benennt dazu die folgenden Anforderungen bezüglich Minderjähriger in klinischen Prüfungen:

Nr. 1: Das Arzneimittel muss zum Erkennen oder zum Verhüten von Krankheiten bei Minderjährigen bestimmt und die Anwendung des Arzneimittels nach den Erkenntnissen der medizinischen Wissenschaft angezeigt sein, um bei dem Minderjährigen Krankheiten zu erkennen oder ihn vor Krankheiten zu schützen.
Angezeigt ist das Arzneimittel, wenn seine Anwendung bei dem Minderjährigen medizinisch indiziert ist.

Nr. 2: Prüfung an Erwachsenen oder mittels anderer Methoden dürfen keine ausreichenden Ergebnisse erwarten lassen

Nr. 3: Regelungen zur Aufklärung/Einwilligung

Nr. 4: Die klinische Prüfung darf nur durchgeführt werden, wenn sie für die betroffene Person mit möglichst wenig Belastungen und anderen vorhersehbaren Risiken verbunden ist; sowohl der Belastungsgrad als auch die Risikoschwelle müssen im Prüfplan eigens definiert und vom Prüfer ständig überprüft werden.

Im vorliegenden Fall sollen nun an Kindern die unterschiedlichen Arten der Probengewinnung mehrfach pro Woche getestet werden. Warum?

Es hat sich mittlerweile herausgestellt, dass Kinder eben keine »Superspreader« sind; eine irreführende Publikation aus der Charité wurde dahingehend revidiert. Warum also sollen Kinder hier als Versuchsmenschen eingesetzt werden? Wo ist die wissenschaftliche Rationale dafür? Welche Ethikkommission hat sich (hoffentlich) in Kenntnis des § 40 AMG Abs. 4 Nr. 2: Prüfung an Erwachsenen oder mittels anderer Methoden dürfen keine ausreichenden Ergebnisse erwarten lassen zu einer Zustimmung verleiten lassen? Welche Besonderheiten erwarten die durchführenden Ärzte von Kindern im Vergleich zu Erwachsenen?

Weshalb werden jetzt offenbar unkritisch Kinder in Studien eingesetzt? Hat man aus der Vergangenheit denn nichts gelernt? Am 8.1.2019 veröffentlichte das Institut für Geschichte der Medizin der Robert-Koch-Stiftung einen Bericht zu Medikamentenversuchen an Kindern und Jugendlichen im Rahmen der Heimerziehung. Auch im vorliegenden Fall soll in »Einrichtungen« getestet werden.

Der Bericht kommt zu dem Schluss:

>»Bei den Studien wurde gegen ethische und fachliche Standards verstoßen, für die Impfstudien ist zudem von Rechtsverstößen auszugehen, da hier, wie auch bei Impfungen, die Information und Zustimmung von Eltern beziehungsweise gesetzlichen Vertreterinnen und Vertretern obligatorisch war.«
>(Forschungsprojekt im Auftrag des Niedersächsischen Ministeriums für Soziales, Gesundheit und Gleichstellung, Abschlussbericht Modul 1 und 2 vorgelegt von Dr. Sylvelyn Hähner-Rombach und Dr. des. Christine Hartig).[7]

Mich würde dringend die medizinisch-wissenschaftliche Rationale interessieren, auf deren Basis hier Kinder in eine Studie mit einbezogen werden sollen. Oder ist es nur wieder einmal die derzeit bestehende Notstandsgesetzgebung des Infektionsschutzgesetzes, welche auch hier den Verlust jedes notwendigen Augenmaßes bei der Durchführung von Maßnahmen begründet?

Urzelle Familie

Die Familie sollte der Ort sein, an dem Kinder und Jugendliche sich sicher fühlen, wo sie Geborgenheit und Vertrauen erfahren, umgeben von liebevoller Präsenz der Eltern, Geschwister und Großeltern.

Ein frommer Wunsch? Heile Welt? Welchen Stellenwert besaß die Familie in unserer Gesellschaft vor Corona, welchen Wert hat sie in der Krise? Hat sich etwas verändert? Nein. Corona schafft nichts Neues, Corona deckt nur auf.

Es wäre zu hoffen, dass die Familie enger zusammenrückt, Brettspiele wiederentdeckt und Fotoalben hervorkramt. Dass der 12-Jährige plötzlich sein Talent als Koch entdeckt und die Familie mit selbst gemachter Lasagne überrascht. Dass Quarantäne zeigt, wie stark die Gemeinsamkeit ist, die emotionale Bindung, der Zusammenhalt in der Krise – dies sollte der Normalfall sein, eigentlich. Ist es aber leider nicht. Wenn die eigenen vier Wände zum Gefängnis, zum gefährlichen Ort werden, wenn das Kuscheltier der einzige Vertraute ist, der bleibt, wenn Kinder stumm werden, sich zurückziehen in ihre eigene innere Welt – dann ist Gefahr im Verzug.

Tatsache ist, dass die berufliche und wirtschaftliche Situation der Eltern sowie die Anforderungen durch Homeoffice und Homeschooling das Verhältnis zu wichtigen Bezugspersonen (Großeltern, weitere Verwandte) und mithin die familiäre Situation von Kindern und Jugendlichen beeinflussen – um es neutral auszudrücken. Nicht nur die Dunkelziffer häuslicher Gewalt ist gestiegen, auch die offiziellen Fälle.

Corona und Kinder – eine Bestandsaufnahme

Der Bundestag nimmt dieses Phänomen zwar zur Kenntnis, scheint aber nicht die Notwendigkeit gebotenen Handelns zu verspüren und lässt trotz dieser alarmierenden Zahlen die Familien im zweiten Lockdown in der gleichen Situation und sogar an Weihnachten allein. (Kleine Anfrage von Bundestagsabgeordneten zur häuslichen Gewalt.)[8]

Dass die gemeldeten Fälle von Kindeswohlgefährdung zurückgegangen sind, resultiert nicht aus der Tatsache, dass familiäre Übergriffe weniger geworden sind. Ganz im Gegenteil: Die Stellen, die über Schwierigkeiten in der Familie berichten könnten, erhalten schlichtweg keine Informationen mehr, wenn Schulen und Kindergärten geschlossen sind. Schulen, Kitas, Horte – hier fällt ein problematisches Verhalten der Kinder auf, von hier aus könnten die entsprechenden Hilfestellen informiert und aktiviert werden. Wenn sie denn geöffnet und Ansprechpartner erreichbar sind.

Quasi alle Entscheidungen und Maßnahmen der Politik seien völkerrechtsverstoßend und bundesgesetzwidrig ohne vorrangige Berücksichtigung des Kindeswohls vorgenommen worden – so die Feststellung von Prof. Dr. Michael Klundt, Kindheitswissenschaftler an der Hochschule Magdeburg-Stendal.[9]

Am 9.9.2020 stellte er im Bundestag die Ergebnisse seiner Studie vor: Umgang mit Kindern und Jugendlichen während der Corona-Pandemie in Deutschland. Der Wissenschaftler rügt, Bund und Länder hätten Kinder »wie Objekte behandelt«, seien ihrer Verpflichtung des Schutzes und der Fürsorge nicht nachgekommen. Kinder hätten besonders unter der Kontaktsperre, dem Ausschluss von Bildung sowie Spiel- und Sportplatzverbot zu leiden gehabt. Auch in der Lockerungsdebatte seien die Bedürfnisse von Kindern und Jugendlichen in den Hintergrund getreten. Die Folgen: zunehmende Kinderarmut und daraus resultierend die Verstärkung der sozialen Kluft. Kinder in prekären Lebensbedingungen seien besonders hart betroffen.

Wir sind also gefordert! Generation Maske: Es darf kein Abtauchen, sich Verstecken, sich Zurückziehen geben. Die Aufgabe meiner Generation ist es, die kommende Generation zu unterstützen, sie zu schützen, ihr unsere Stimme zu geben. Das Wohl der kommenden Generation – so pathetisch es klingen mag – liegt zu einem Großteil in unseren Händen, aus sozialer, ethischer und letztlich auch staatsbürgerlicher Verantwortung heraus.

Bildung, Unterstützung, genaues Hinhören und kritisches Äußern bei fragwürdigen Maßnahmen, unsere Erfahrung, unsere Einflussmöglichkeiten, unser Vermögen – ja, im doppelten Sinn des Wortes! –, all das sollten wir einsetzen. Damit meine ich nicht ein Einmischen in interne familiäre Belange und Situationen. Privatsphäre und Privatraum sind Grundrechte, aber auf das genaue Hinsehen kommt es an!

Ich gehe ganz d'accord mit Professor Klundt, dass Schutz und Fürsorge die Aufgabe von Bund und Ländern sei. Schutz und Fürsorge für Kinder als bitter notwendige Investition in die Zukunft, in unser aller Zukunft. Im Grunde eine absolute Selbstverständlichkeit!

Staatliche Restriktionen, wirtschaftliche Einschränkungen, Lockdown – dass all diese Maßnahmen auch direkten Einfluss auf die »Urzelle Familie« haben, liegt auf der Hand. Und die schwächsten Glieder dieser Kette – eben die Kinder und Jugendlichen – sind die Leidtragenden.

Viele Eltern haben sich inzwischen organisiert, Initiativen wurden gegründet, Petitionen unterschrieben. Für das Wohl ihrer Kinder gehen die Eltern auf die Straße, demonstrieren, klagen an. Exemplarisch sei die Würzburger Elterninitiative »Eltern stehen auf«[10] genannt. Auf dem Flyer stehen diese Postulate: maskenfrei, abstandsfrei, freie Impfentscheidung. Begleitende Aktionen: Friedenslauf am Nikolaustag mit dem Motto »Frieden, Freiheit und Demokratie«; Infostände, »Kuscheltier-Event«, Vorträge.

Auf Einladung von »Eltern stehen auf« sprach auch Michael Hüter auf der Großveranstaltung in Leipzig am 7.11.2020.[11] Der Historiker und Kindheitsforscher warnte vor den Nebenwirkungen der Corona-Maßnahmen, nannte die Folgen eines dauerhaften Masketragens und der Quarantäne ohne Symptome hochdramatisch für die Entwicklung der Kinder. Die wesentliche Aufgabe von Eltern – so Hüter – sei der Schutz ihres Kindes.

Und wie wir sehen, stehen Eltern inzwischen bundesweit dafür auf und gehen an die Öffentlichkeit.

Lebensraum Schule

Homeschooling, Präsenzunterricht, Lockdown, Notbetreuung, rollierendes System: Schule in Zeiten von Corona. Begriffe, die vor einem Jahr vielleicht noch exotisch klangen – inzwischen weiß jeder, was damit gemeint ist.

Lebensraum Schule

Im März 2020 wurden wegen steigender Corona-Infektionszahlen in den meisten Bundesländern Schulen und Kindertagesstätten willkürlich geschlossen. Die Schülerinnen und Schüler wurden im »Homeschooling« unterrichtet. Dann erfolgte die schrittweise Wiederaufnahme des »Präsenzunterrichts« ab Anfang Mai 2020, unter der Berücksichtigung von Abstandhalten, Hygienevorschriften und Begrenzung der Klassengrößen.

Schließlich erfolgte nach den Sommerferien der Start ins neue Schuljahr unter erschwerten Bedingungen: homogene Gruppen, Einbahnstraßen im Schulgebäude. Die Absage aller außerschulischen Veranstaltungen war für die Schülerinnen und Schüler besonders hart: keine Wandertage, keine Exkursionen, keine Begegnungen, keine Feste, keine Feiern. Und dann erfolgte das Gebot, eine Maske zu tragen.

Nach fast einem Jahr »mit Corona« gingen die Schülerinnen und Schüler in die vorgezogenen Weihnachtsferien. Vorab gab es ein Ringen um Strukturen: Fernlernen nur für Abschlussklassen, vorgezogene Ferien für alle anderen, ab wann und für wen Notbetreuung, Unterrichtsmaterial für zu Hause oder nicht, Gebot von Distanzlernen. Wenn schon keine Normalität möglich ist, dann bitte zumindest Einstimmigkeit im Krisenmanagement, das wünschen sich Schülerinnen und Schüler, Eltern und Lehrkräfte.

All das macht etwas mit unserer Gemeinschaft, mit unseren sozialen Beziehungen, das ist überall spürbar. Wie geht »Schule« mit diesen Veränderungen um? Was bedeutet das für ein Grundschulkind, die Schülerinnen und Schüler der oberen Klassen, für die Lehrkräfte, die Eltern?

Corona und Kinder – eine Bestandsaufnahme

Dies schauen wir uns im Folgenden genauer an, versuchen, ein Stimmungsbild abzugeben. An dieser Stelle ein herzlicher Dank an die Pädagoginnen und Pädagogen, die mir die schulischen Situationen geschildert und mich in meinem Vorhaben unterstützt haben, über unsere Kinder und Jugendlichen zu berichten.

Schule – zwischen Homeschooling und Präsenzunterricht

Herausfordernde Situationen und wie wir darauf vorbereitet sind und waren

Gehen wir chronologisch vor, von heute auf morgen: Schule dicht! Keine quirlige Ausgelassenheit wie vor den Ferien, kein erleichtertes Ins-Wochenende-Gehen. Gespenstisch ist die Stimmung im Schulhaus: die leeren Klassenzimmer, die Stille, die vergessenen Kleidungsstücke an den Garderobenhaken, das verwaiste Lehrerzimmer, die ungespülten Kaffeetassen.

Dazu kommt das bleierne Gefühl einer globalen Bedrohung: Gestern schien noch alles weit weg zu sein – in Wuhan, wo auch immer das ist! Heute ist die Bedrohung ganz nah, vor der eigenen Haus- beziehungsweise Schultür. Das ist eine bis dato völlig unbekannte und von daher beängstigende Situation. Und jetzt auch noch Homeschooling. Das bedeutet doch »gechillt« daheim bleiben sowie nach Lust und Laune die Aufgaben erledigen zu können – verlängerte Ferien! Was sich zunächst vielleicht für manchen so anfühlt, stellt sich schnell als echte Herausforderung für Schülerinnen und Schüler, Lehrer und Eltern dar. Noch hat niemand so recht realisiert, was eigentlich los ist.

Schnelles Organisieren und Agieren sind notwendig: Wie funktioniert eigentlich Homeschooling? Was braucht man dazu? Wie bringt man den Unterrichtsstoff an die Schülerinnen und Schüler? Telefonkonferenzen der Lehrkräfte, Suche nach Hilfe und Anleitungen im Internet. Onlineplattformen werden erstellt, auch »Kommunikationsforen« genannt. Kommunikation? Digitalisierung – auf einmal unverzichtbar! Und nachmittags laufen die Kopierer in der Schule heiß: Arbeitsmaterialien, »Lernpakete«. Zwischen Aktionismus, Engagement, Unwillen, Verweigerung und – ja auch! – Verzweiflung: Jeder reagiert auf seine Weise auf diese Schule außerhalb der Schule.

Dann die bange Frage: Wie erreicht man die Schülerinnen und Schüler, die eben nicht erreichbar sind? Die keine Internetanbindung oder keinen Zugang zu digitalen Geräten haben, die nicht auf häusliche Unterstützung und Betreuung bauen können, die kein Netzwerk haben – die schlichtweg allein sind? Was geschieht mit diesen Kindern? Das eine ist, das Material per Post nach Hause zu schicken oder es aber persönlich vorbeizubringen. Die Organisation ist aufwendig, ja, zuweilen nervig, aber machbar.

Was uns jedoch viel mehr Sorgen bereitet, sind die psychischen Auswirkungen auf die Kinder und Jugendlichen. Denn inzwischen ist wohl allen klar, dass das Virus nicht einfach »weiterwandert«, nicht von selbst wieder verschwindet. Mit ihren Ängsten und Unsicherheiten sind viele Kinder und Jugendliche allein. Viele Eltern sind zunächst mit sich selbst beschäftigt, mit der Sorge, wie alles weitergehen soll. Oftmals sind sie durch die Situation schlichtweg überfordert.

Schauen wir uns den Fall der 10-jährigen Syrerin Samira an, die erst seit einem halben Jahr in Deutschland lebt und Schlimmes erlebt hat. Nach anfänglicher großer Scheu und Unsicherheit hat sie erste Erfolge im Sprachunterricht. In der kleinen Gruppe traut sie sich Deutsch zu sprechen, zeigt Initiative, will lernen. Die Lehrerin berichtet erfreut, dass Samira nun auch endlich eine Freundin in der Klasse gefunden hat. In der Pause stehen sie kichernd zusammen. Dann ist von heute auf morgen alles anders! Homeschooling. Samira ist nicht mehr zu erreichen. Telefon oder gar E-Mail gibt es in der Unterkunft nicht. Die Lehrerin bringt die Unterrichtsmaterialien an die Haustüre. Wobei sie weiß, dass es der Sprachunterricht und vor allem die direkten Kontakte in der Schule sind, die Samira dringend bräuchte. Die Mutter lächelt, nickt, nimmt die Materialien dankend entgegen. Samira lässt sich nicht blicken.

Die Schule als Ort der Verlässlichkeit und – ja, auch für manche Kinder – als alleiniger Ort der Sicherheit und Geborgenheit, die Lehrerin, der Lehrer als wichtige Bezugsperson, als Vertrauensperson: Dies bricht von heute auf morgen weg. Distanz statt Nähe, Alleinsein statt Zusammensein. Für ein Kind wie Samira ist das eine Katastrophe!

Digitalisierung als Voraussetzung für Lernerfolg?

Und wie steht es mit dem Lernerfolg zu Corona-Zeiten? Das Thema Digitalisierung bekommt neue Brisanz: Viele Schulen sind nicht zeitgemäß, nicht adäquat ausgestattet, hinken technologisch hinterher, sind buchstäblich *old school*.

Schule – zwischen Homeschooling und Präsenzunterricht

Der Hausmeister verstaut die fünfzig Laptops, die von der Gemeinde für den erneuten »Fernunterricht« angeschafft wurden, zwischen Papierpaletten und Putzmitteln. »Damit nichts wegkommt!«, so sein trockener Kommentar. Die Notebooks müssen allerdings noch inventarisiert und vor allem entsprechend eingerichtet werden, damit sie – wenn wieder Homeschooling droht – auch von den Schülern für den Unterricht genutzt werden können. Wer keinen eigenen Computer besitzt, soll sich eines dieser Geräte ausleihen können. Internet muss zu Hause allerdings vorhanden sein. Und wenn nicht? Wer soll es einrichten? Von einzelnen, engagierten Personen hängt es ab, wie so vieles derzeit!

»Medienkompetenz für alle« – heißt das Ziel des »Digitalpakts Schule« von Bund und Ländern. Insgesamt 5 Milliarden Euro gibt der Bund, 550 Millionen packen die Schulträger noch obendrauf. Vielerorts müssen die Schulen erst entsprechend verkabelt und infrastrukturell aufgerüstet werden, damit es dann irgendwann – wenn alle Ausschreibungen getätigt, alle Angebote geprüft, alle Ausführungen erledigt sind – endlich losgehen kann mit der »Digitalisierung«. Viele wünschten, sie wären schon weiter.

Jetzt sind die Schulen fein raus, die schon lange gut gerüstet, weil vollumfänglich digitalisiert sind und über genügend Endgeräte und Kompetenz verfügen: Lernforen, Videoschaltungen, Kommunikationsplattforen, Online-Klassen-Chat und vieles mehr.

Wie sieht es wohl mit der Zukunft der Einrichtungen aus, die noch in der »Kreidezeit« stecken? Kann die Schule überleben, wenn letztlich »jeder Friseursalon digital besser ausgestattet ist«? (So der bissige Kommentar einer Lehrkraft.)

Nichts gegen Friseursalons. Aber mal ehrlich: Homeschooling kann eine gute Additive, doch langfristig keine adäquate Alternative zum Präsenzunterricht sein. Und sicher ist das digitale Unterrichten eine effektive zusätzliche Komponente zum Lernen in der Schule, aber bedeutet höhere Medienkompetenz automatisch größeren Lernerfolg?

Der australische Lernforscher John Hattie hat weltweit in mehreren tausend Studien die positiven Faktoren auf Lernerfolg untersucht.[12] Das Fazit in Kürze: Schulstruktur, finanzielle Ausstattung, Klassengröße und weitere äußere Faktoren entscheiden kaum über Leistungs- und Lernerfolge. Auf die Haltung der Lehrkräfte kommt es an, auf Expertise, Leidenschaft, Klarheit und Glaubwürdigkeit. Der Lehrer-Schüler-Beziehung kommt eine überdurchschnittliche Bedeutung zu, denn die soziale Interaktion ist entscheidend für den Lernerfolg.

Schulalltag in der Pandemie

Und hier spannen wir wieder den Bogen, denn genau dies fehlt während des Homeschoolings: die direkte Begegnung. Es herrscht soziale Isolation statt Interaktion. Insofern muss auch die Schule der Zukunft ein Ort der Begegnung, des Miteinanders sein. Auch – und gerade – in Zeiten von Corona!

Nicht nur das Betreten des Schulgebäudes bleibt den Schülern verwehrt. Die Isolation bezieht sich auch auf die außerschulischen Kontakte, sie sind getrennt von Freunden, Klassenkameraden, Spielgefährten, Vereinskumpeln sowie Gleichaltrigen und abgeschnitten vom »sozialen Leben«. Die »Peergroup« ist es, die für Kinder und Jugendliche so wichtig ist. Diese persönlichen, direkten Kontakte sind es, die für das seelische Gleichgewicht, den Austausch auf Augenhöhe, ja die Sozialisation sorgen. Die Schule ist also einer der wichtigsten sozialen Plätze in unserer Gesellschaft.

Ein Lehrer, der täglich Material ausfährt und abholt, berichtet: »Gestern stand ich fast 2 Stunden mit einer Mutter am Gartentor. Die war völlig verzweifelt. Leon macht nichts, schon gar keine Hausaufgaben, igelt sich völlig ein. Er hätte sich total verändert. Er war auch nicht zu bewegen, nach draußen zu kommen, solange ich da war.«

Anrufe besorgter Eltern:

→ Wie soll das alles weitergehen? Was ist mit
  der Abschlussprüfung?

→ Wann gibt es endlich Videokonferenzen? Ich kann
  der Schule das einrichten.

→ Die Aufgaben sind viel zu umfangreich, da sitzt
  mein Kind den ganzen Tag dran.

→ Es sind viel zu wenig Aufgaben, wie wollt ihr
  den ganzen Stoff nachholen?

→ Vielen Dank für eure Bemühungen, die Online-
  plattform ist super!

→ Vom Sportlehrer kommen ja gar keine Aufträge!

Die Reihe ließe sich fortsetzen, eine Mischung aus Besorgnis, Unmut – und vor allem Angst.

Dann der kleine Junge mit der Maske und der beschlagenen Brille. Einer von vier Grundschülern, der während der Schulschließung zur Notbetreuung angemeldet ist, weil seine Eltern in systemrelevanten Berufen tätig sind. Der Junge will unbedingt wieder nach Hause, weint, ist nicht zu beruhigen. Der Betreuerin sagt er, alle anderen Schüler seien tot, das habe er im Fernsehen gesehen.

Angst scheint überhaupt das vorherrschende Thema zu sein. Angst vor dem Ungewissen, Bedrohlichen und Unkontrollierbaren. Dazu tragen auch die zuweilen kryptischen Informationen und Vorgaben der Regierung bei. Pädagogisch unkommentierte Bilder in den Medien, die auf die Kinder einstürmen. Gespräche über das, was sie da sehen, bleiben oft aus. Dann wird aus Angst Panik. Hier sehe ich eine große, eine immens wichtige Aufgabe der Lehrkräfte, Eltern, Erziehenden und Erwachsenen: auf sachliche, einheitliche, beruhigende und fürsorgliche Art zu informieren, die Angst zu nehmen und Panik gar nicht erst entstehen zu lassen. Aber woher soll man sie nehmen, die Souveränität, die Ruhe? Bei vielen Erwachsenen liegen die Nerven blank. Natürlich auch bei Lehrerinnen und Lehrern. Viele Menschen fühlen sich von der Regierung, von Verwaltung, Behörden und Vorgesetzten im Stich gelassen, sorgen sich um ihre Zukunft und die ihrer Familie. Und ja: Der Ton ist rauer geworden.

Dazu kommt: Die Lehrerverbände mahnen bereits kurz nach Beginn des Distanzlernens, dass Schülerinnen und Schüler durch den Fernunterricht massiv abgehängt werden. Und natürlich sorgt es für Unmut, wenn Lehrkräfte ohne finanzielle Einbußen in Quarantäne gehen dürfen, derweil von Baumarkt zu Baumarkt fahren und Haus und Garten auf Vordermann bringen, während der Nachbar jenseits des Zauns in Kurzarbeit ist und bald am Rande der Existenz steht.

Schule – zwischen Homeschooling und Präsenzunterricht

Auf der anderen Seite der Anspruch der Eltern, die Klassenlehrerin müsse rund um die Uhr verfügbar sein: »Heute Nachmittag haben Sie die Aufgaben von unserem Sohn geschickt bekommen, und jetzt ist immer noch keine Rückmeldung da!« Der Anruf erfolgte um 19 Uhr.

Wochen später: Präsenzunterricht. Endlich sind wieder alle da. Alle? Die Schülerinnen und Schüler der Abschlussklassen haben als Erstes wieder Präsenzunterricht nach dem Lockdown. Unterricht in der Markthalle auf Betonboden, mit schlechter Akustik und Zugluft. Aber es gibt genug Raum für alle, für die ganze Klasse. Heute – wieder in ihren Klassenzimmern und Fachräumen – wollen sie lieber wieder zurück in die Markthalle, sie könnten sich dort, ohne Maske, besser konzentrieren, sagen die Schüler.

Nach den Abschlussklassen kommen die Grundschüler wieder zurück in den Präsenzunterricht. Aber nicht als ganze Klasse, sondern jeweils nur die Hälfte der Schüler, die Tische und Stühle sind weit auseinandergestellt, Einzelplätze anstatt Gruppentische. Anstellen zum Händedesinfizieren vor dem Unterricht, vor der Pause, nach der Pause – das dauert. Alle sind angespannt.

Anstatt lachender, sich schubsender, ausgelassen-fröhlicher Schülergruppen, die durch das Schulhaus ziehen: eiliges, fast hastiges, zielgerichtetes Hindurchgehen, die Blicke gesenkt, die Masken hochgezogen. Über zu viel Lärm im Schulhaus klagt keiner mehr. Die Stimmung ist eigenartig, beklemmend, beunruhigend.

Zwei Schülerinnen, 15 und 16 Jahre alt, fallen der Sportlehrerin auf. Sie spricht sie darauf an, dass sie wohl sehr abgenommen

Schulalltag in der Pandemie

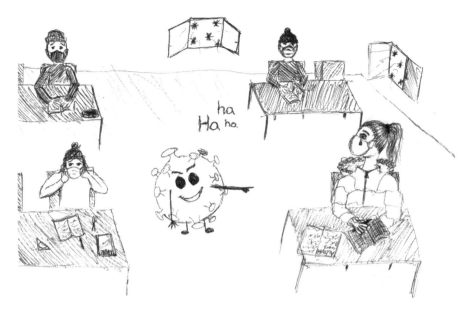

Anna, 12 Jahre

hätten. Die Mädchen bestätigen das und vertrauen sich der Lehrerin an: Seit der ersten Schulschließung könnten sie nicht mehr richtig essen, müssten sich häufig übergeben, irgendwie bliebe ihnen jeder Bissen im Hals stecken. Und ja, sie wären schon in ärztlicher Behandlung, aber das würde nichts nützen.

Aussage einer Lehrerin: »Mir wär's lieber, wenn's laut und hektisch wäre, so wie jetzt ist das schon gespenstisch!« Oder wie es ein Grundschullehrer ausdrückt: »Man spürt die Angst.«

Gut ist, da sind sich im Grunde alle einig, dass die Schule wieder offen ist. Aber auch wiederum nicht gut: Vorbehalte gegen die geltenden Regelungen, Unwissenheit, Ohnmacht, Gefahr der Ansteckung, wie hoch ist das Risiko? Und wie kommt man zu einem – wie auch immer gestalteten – Alltag zurück? Hilft da nur noch eine Impfung? Und wie sieht die aus? Bringt eine Impfung tatsächlich die alte Normalität zurück?

Tatsächlich scheinen wir vom Alltag so weit entfernt zu sein, dass sich manche fragen, ob es überhaupt wieder so etwas wie einen »Normalbetrieb« geben wird. Vielmehr bricht sich auch bei den Kindern der Gedanke an eine »neue Normalität« Bahn.

Alltag ist was anderes!
Beobachtungen und Erkenntnisse

Kurz nach dem Wiedereinstieg in den Präsenzunterricht wurden Lehrkräfte verschiedener Schularten von mir gebeten, ihre Beobachtungen und Einschätzungen der Lage bezüglich dieser Kriterien zu schildern: psychische Verfassung der Schülerinnen und Schüler, Lern- und Arbeitsverhalten, Umgang mit Mitschülern/Klassengemeinschaft.

Punktuell und exemplarisch werden hier Äußerungen aus dem Schulalltag vorgestellt, der kein Alltag mehr ist.

Psychische Verfassung der Schülerinnen und Schüler:
→ Die Schüler kommen gerne wieder zurück in den Präsenzunterricht; sind froh, ihre Freunde zu sehen.
→ Manche sind sehr unsicher geworden, trauen sich weniger zu als vor Corona.
→ Großer Gesprächsbedarf; manche Kinder sind sehr anhänglich, wollen reden/erzählen.
→ Meine Schüler haben Angst vor Corona, vor der Zukunft.

Alltag ist was anderes! Beobachtungen und Erkenntnisse

→ Manche Kinder sind recht »überdreht«, manche sind erschreckend still.

→ Manche haben Angst, den Anschluss zu verlieren.

→ Viele Schülerinnen, aber auch Schüler, wenden sich vertrauensvoll an die Schulsozialarbeiterin.

Lern- und Arbeitsverhalten:

→ Arbeitsbereitschaft der Schüler ist da, aber nach 3 Schulstunden sind die meisten erschöpft.

→ Manche Schüler arbeiten eigenständiger, andere ermüden sehr schnell, sind es nicht mehr gewohnt, sich so lange zu konzentrieren.

→ Manche Klassen sind total unmotiviert und superleicht ablenkbar; viele Nebengespräche; viele haben nicht verstanden, dass sie einen langen Zeitraum »verloren« haben.

→ Die Schere zwischen den guten, schnellen, konzentrierten Schülern und den langsamen, schwachen klafft noch mehr auseinander als zuvor.

Umgang mit den Mitschülern:

→ Die Kinder genießen es, ihre Mitschüler zu treffen.

→ Unsicherheiten, Zurückhaltung, starkes Mitteilungsbedürfnis.

→ Keine »Hemmschwellen«; Schülerinnen umarmen sich, sitzen dicht beieinander trotz Abstandsvorschriften.

→ Die Schüler vermissen außerunterrichtliche Veranstaltungen.

→ Zwei Ausprägungen: totale Zurückhaltung, extremer Mitteilungsbedarf.

Schule – zwischen Homeschooling und Präsenzunterricht

→ Freude und Gespräche; Kinder wollen spielen.

→ Die Klassengemeinschaften sind im Wesentlichen dieselben guten geblieben.

Und wie ist die Wahrnehmung als Lehrperson in »Corona-Zeiten«? Die folgenden Angaben wurden anonym gemacht:

→ Lehren und Lernen ist stark unbefriedigend, da die Strukturen fürs Homeschooling, die über Jahre nicht geschaffen wurden, jetzt zusammenimprovisiert werden; ohne tatkräftige Eltern wäre viel nicht möglich gewesen.

→ Keine Unterstützung durch das Kultusministerium, keine Online-Unterrichtseinheiten, keine Erklärvideos.

→ Es ist schwierig, allen gerecht zu werden.

→ Eltern denken, dass man rund um die Uhr verfügbar ist.

→ Zusammenarbeit zwischen Eltern und Schule ist extrem wichtig, auch der Zusammenhalt im Kollegium.

→ Freude des Wiedersehens mit den Schülern überwiegt; guter Draht zur Klasse trotz Distanz.

→ Persönlicher Kontakt geht verloren, ist aber wesentlich (emotionale Bindung).

→ Das Klischee vom faulen Lehrer wurde während Corona stark bedient; ich hatte jedoch viel mehr Arbeit als bei regulärem Unterricht, vor allem zu Hause mit Kleinkind.

→ Tolle Zusammenarbeit mit Parallelkollegin.

→ Man fühlt sich alleingelassen.

→ Wie gehe ich mit meiner Hilflosigkeit um, wenn Schüler nicht erreichbar sind?

→ Eigene Grenzen erkennen müssen durch unzureichende Technik oder hilflose Eltern – Umgang damit?

Ebenfalls zur Schulgemeinschaft gehören die Eltern. Die Kommunikation mit der Schule erfolgt vorwiegend über Telefon, E-Mail oder Über-den-Zaun-Gespräche. Bezüglich des Lernfortschritts der Schüler herrscht große Besorgnis, vor allem bei den Abschlussklassen. Dazu kommen die Unzufriedenheit mit der Aufgabenstellung, aber auch Lob für die Lehrkräfte, Hilfsangebote und Beschwerden über mangelnde Technikausstattung, und vermehrt Hilferufe.

Das Homeschooling bedeutet für viele Eltern herausfordernde Situationen und verursacht häusliche Probleme, vor allem in diesen Feldern: Online-Technik, Motivation der Kinder, Schulstoffvermittlung, Gestalten eines häuslichen Schultages.

Im Gegensatz zu anderen Ländern hat Deutschland keine Homeschooling-Tradition. Im Gegenteil, der häusliche Unterricht wurde bis dato nur in Einzelfällen gefördert. Die meisten Eltern sind dadurch nicht mit dem System vertraut. Nun kommt diese Aufgabe häufig zum Homeoffice hinzu. Diese Doppelbelastung geht verständlicherweise sehr oft zulasten der Kinder, denn die Gefahr und Angst, den Arbeitsplatz zu verlieren, sind derzeit groß. Eltern fehlt oft schlichtweg die Zeit, sich adäquat um die Kinder zu kümmern. Und es ist auch nicht ihre Verpflichtung, so wie unser Schulsystem aufgestellt ist. Der Staat kann diese Aufgabe nicht ohne von ihm dafür geschaffene Voraussetzungen an die Familien delegieren.

Hierbei wird deutlich, welchen Stellenwert die Bildung bei uns hat. Nicht zuletzt manifestiert sich ein Zustand, der sich schon im Vorfeld in vielen Fällen in einer Vernachlässigung der Bildung junger Menschen abzeichnete. Ein System, in dem oft nicht einmal ausreichende sanitäre Anlagen bereitgestellt werden, um sich mit Seife und warmem Wasser gründlich die Hände zu waschen, soll nun mit umstrittenen Luftumwälzungsanlagen, deren nachhaltige ordnungsgemäße Wartung zweifelhaft ist, ausgebessert werden. Der Mangel an adäquater Infrastruktur kollabiert in der Krise.

Unter die Haut geht folgende Aussage der Mutter eines Drittklässlers, 9 Jahre alt: »Mein Sohn ist antriebslos, schnell müde. Ich kann ihn kaum dazu bringen, seine Aufgaben zu machen. Das zieht sich manchmal den ganzen Tag hin. Ich bin da echt ratlos. Und das Schlimmste ist, dass er sich nachts wieder einnässt …«

Im Mai/Juni 2020 stellen Professor Wieland Kiess und sein Team eine Studie vor zur Bewertung des Infektionsgeschehens mit SARS-CoV-2 bei Lehrkräften, Schülerinnen und Schülern in Sachsen.[13] Ziel der Untersuchung war, den Anteil der bereits Erkrankten und wieder Genesenen in den sächsischen Schulen zu untersuchen und zu bestimmen. 2687 Probanden aus 18 Schulen nehmen teil – im Zeitraum der schrittweisen Wiedereröffnung der Schulen.

Kiess zieht folgendes Fazit: Die Infektionslage an den sächsischen Schulen ist unbedenklich, nur wenige Schülerinnen und Schüler waren infiziert, jüngere Kinder scheinen weniger häufig infiziert zu sein als ältere. Angesichts der Datenlage sei es richtig, sich einem normalen Schulalltag anzunähern – unter Kontrolle der Hygienemaßnahmen. Diese Studie steht exemplarisch für weitere im ganzen Land.

Die baden-württembergische Kultusministerin Susanne Eisenmann konstatiert schließlich Ende Oktober 2020: »Schulen sind kein Hort des Infektionsgeschehens« – und bekräftigt damit, dass die Drosten-Studie nicht korrekt war und zu Verunsicherung beigetragen hat.[14]

Maske – Prävention und Symbol

Und dann kam die Maske, der sogenannte Mund-Nase-Schutz. Am Anfang herrschte noch große Kreativität bei Form, Farbe und Design. Auch trugen viele das Emblem ihres Fußballvereins im Gesicht, einen coolen Spruch, Tierfratzen oder schräge Muster. Es war fast wie ein Wettbewerb um die auffälligste Vermummung. Mütter nähten im Akkord. Witze wurden gemacht. Corona? Maske, Toilettenpapier, Backhefe.

Maske tragen – das kannte man bislang nur von asiatischen Touristen sowie Chirurgen im OP – und es kam einem immer irgendwie befremdlich vor. Aber schnell nahmen die Alltagsmasken ihren Platz im Alltag ein. Sie sollen offenbar selbst vor Viren schützen, obwohl die Hersteller dies auf der Verpackung ausschließen. Wer keine Maske trägt, gefährdet nicht nur sich, sondern besonders auch die anderen. So wird es immer wieder gebetsmühlenartig postuliert vonseiten der Regierung. Ob dies tatsächlich so ist, werde ich im nächsten Kapitel genauer betrachten.

Zurück in die Schule. Das Tragen eines Mund-Nase-Schutzes im Unterricht, in der Pause, an der Bushaltestelle, im Schulbus, stellt für viele Kinder und Jugendliche eine echte Belastung dar. So ist es fast unmöglich, Befindlichkeiten, Gesichtsausdruck, Stimmung, Botschaften und Mimik zu erkennen.

Schule – zwischen Homeschooling und Präsenzunterricht

Der Kabarettist Bülent Ceylan antwortet in einem Interview: »Früher hat man sich angelächelt, heute sieht man nur noch die Augen!«[15]

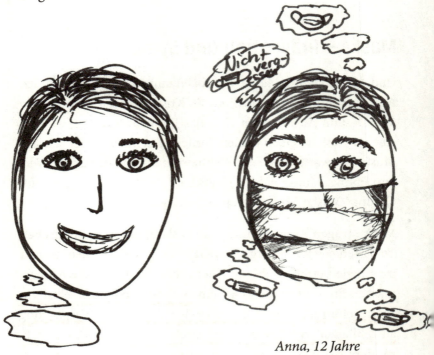

Anna, 12 Jahre

Dazu kommen die gesundheitlichen Bedenken hinsichtlich der stundenlangen Gesichtsbedeckung: Infektionsanfälligkeit, Bakterien, Atemnot, Kurzatmigkeit, Kohlendioxid.

Wenn Schülerinnen und Schüler dazu aufgefordert werden, andere zu »melden«, die keine Maske tragen, dann bewegen wir uns auf gefährlichem Terrain. Nicht das kritische Nachfragen, die gesunde Skepsis und der berechtigte Zweifel an der Maßnahme »Maske« sind anrüchig, sondern die Aufforderung zur Denunziation. Dazu der Ministerpräsident von Baden-Württemberg, Winfried Kretschmann: »Melden von Corona-Verstößen ist sinnvoll.«[16]

Ich plädiere für eine sorgfältige Schaden-Nutzen-Abwägung. Was kann die Mund-Nase-Bedeckung wirklich leisten? Ist die Verhältnismäßigkeit dieser Maßnahme gerechtfertigt? Ich erhebe den Anspruch auf evidenzbasierte, wissenschaftlich-sachliche Betrachtung und Untersuchung, fern von Lobbyismus, Rechthaberei oder parteipolitischem Geklüngel.

Abstand, Maske, Lüften: Das sind die »drei Eckpfeiler« schulischer Maßnahmen zur Eindämmung beziehungsweise Verhinderung von Ansteckung. Es nimmt zuweilen schon fast groteske Züge an, wenn die Schüler mit Wolldecken, Wärmflaschen, Kissen und Teekannen im Klassenraum sitzen, weil den ganzen Vormittag die Fenster weit offenstehen. Erkältungskrankheiten sind somit vorprogrammiert. Lüften ist wichtig, ohne Frage. Aber im Winter stundenlanges Ausharren in kalten Räumen – wie soll da ein effektives Lernen möglich sein? Auch hier muss man feststellen, dass die aus Angst und Unsicherheit geborenen Maßnahmen überzogen sind. Grotesk mutet in diesem Zusammenhang auch der wohl gut gemeinte, jedoch lebensfremde Rat von Kanzlerin Angela Merkel an, frierende Kinder sollten Kälte in den Klassenräumen durch Kniebeugen und Händeklatschen entgegenwirken.[17]

Und so sieht der Schulalltag aus: grüne und rote Pfeile auf dem Boden, vorgegebene Marschrichtungen, auseinandergezogene Stuhl- und Tischreihen und maßbandgetreues 1,50-Meter-Abstand-Anstehen beim Pausenverkauf. Aber dann ab in die überfüllten Busse – da hat man maximal 15 Zentimeter Abstand. Das ist absurd!

Schule – zwischen Homeschooling und Präsenzunterricht

Die Kritik am Krisenmanagement der Bildungspolitiker wird immer lauter. Längst sehen nicht mehr nur ein paar »durchgeknallte« Verschwörungstheoretiker und Endzeitpropheten massive Probleme auf uns zukommen.

Schier unüberschaubar sind inzwischen die Regelungen, Maßnahmen, Gebote, Gesetze, und täglich werden es mehr. Und immer der ängstliche Blick auf die Infektionszahlen: Wie ist es bei uns im Dorf, in der Stadt? Dazu kommt, dass jedes Bundesland andere Regelungen fährt: halbierte Klassen, Quarantäne, Homeschooling, Präsenzunterricht für alle, Maske im Unterricht für alle, Maske nur für weiterführende Schulen, Schulschließung, Wechsel- und Schichtbetrieb, Hybridunterricht. Welcher Weg ist der richtige? Dass Schulen keine Hotspots sind, dass das Ansteckungsrisiko von Kindern und Jugendlichen nicht so gravierend ist wie anfangs angenommen, hat sich inzwischen gezeigt.

Wir schauen jetzt also verstärkt auf die Kollateralschäden, die durch die Corona-Maßnahmen an Schulen drohen. Werden die Warnungen von Wissenschaftlern wirklich ernst genommen? Warum werden langfristige Schäden – vielleicht sogar irreversible – riskiert? »Es droht eine Generation, die Corona ausbaden muss!«, so die Aussage von Thomas Krüger, Präsident des deutschen Kinderhilfswerks.[18] Es entwickelt sich in unserer Gesellschaft eine »Generation Maske«!

In den Medien wird es oftmals so dargestellt, als ob die Kinder aus »sozial schwächeren« Familien besonders unter Corona und den Folgen zu leiden hätten. Dem will ich widersprechen. Es gibt keine Klassifizierung von »Corona-Gewinnern« und »Corona-Verlierern«.

Maske – Prävention und Symbol

Im Folgenden stelle ich eine Schülerin und einen Schüler vor –
aus unterschiedlichen Kontexten und Altersstufen: Anna und
Mario.

Anna ist 12 Jahre alt. Sie lebt in einem gut situierten Elternhaus,
materielle Sorgen gibt es nicht. Anna ist ein sehr kreatives, sen-
sibles Mädchen und äußert ihre Gefühle und Befindlichkeiten
in feinen Zeichnungen. Seit ihrer frühen Kindheit leidet Anna
unter Asthma. Das Mädchen hat die Erkrankung gut im Griff
und steht unter regelmäßiger ärztlicher Beobachtung und Betreuung. Anna besucht eine Privatschule mit bester Ausstattung
und differenziertem pädagogischen Angebot. Wie an den Regel-
schulen gelten ebenso an Privatschulen die jeweiligen Corona-
Verordnungen, so zum Beispiel auch die Pflicht, eine Mund-Nase-Bedeckung zu tragen. Damit hat Anna große Probleme. Sie
bekommt durch die Maske schlecht Luft, es wird ihr schwinde-
lig, und sie gerät dann schnell in Panik. Anna will jedoch keine Extrabehandlung. Alle Klassenkameraden tragen Maske. Das
Konzentrieren fällt ihr zunehmend schwer, sie ermüdet leicht.
Erschwerend kommt hinzu, dass Anna privat nur eine Freundin
treffen darf. So sind die aktuellen Kontaktgebote. Das Mädchen
zieht sich zusehends in seine eigene Welt zurück. Ein ärztliches
Attest befreit Anna von der Maskenpflicht, und die Schule akzeptiert dies. Bei einer Lehrkraft soll das Mädchen jedoch in der
letzten Sitzreihe Platz nehmen. Diese Maßnahme resultiert aus
der Sorge des Lehrers, sich selbst anzustecken. Bei anderen Lehrern darf die Schülerin ihren angestammten Platz behalten. Das
Kind fühlt sich angesichts dieser Behandlung stigmatisiert. Die
Mutter sagt, die frühere Fröhlichkeit ihrer Tochter wäre Corona zum Opfer gefallen. Ob die Fröhlichkeit bald zurückkommt?

Schule – zwischen Homeschooling und Präsenzunterricht

Mario ist 14 Jahre alt. Er lebt mit seiner Familie in einer Etagenwohnung. Mario spielt gerne Fußball im Verein oder ist mit seinen Freunden unterwegs. Beides ist derzeit nur bedingt möglich. Mario ist groß und kräftig, er braucht die Bewegung draußen. In der Wohnung wird es ihm schnell zu eng. Der Junge besucht die 8. Klasse der Hauptschule. Berufspraktika würden anstehen, aber die finden nicht statt. Für das Homeschooling hat er von der Schule ein Laptop ausgeliehen bekommen, denn sein Vater benötigt das familieneigene Gerät selbst. Mario erledigt die schulischen Aufgaben, aber ihm fehlt irgendwie die Motivation. Wenn er etwas nicht versteht, wen soll er denn in der Familie fragen? Trotzdem schlägt er sich tapfer und bekommt vom Lehrer via *Padlet* lobende Kommentare. Mit seinen Mitschülern chattet Mario über WhatsApp. Zwei Mädchen aus seiner Klasse schmeißen ihn unvermittelt aus der Klassengruppe. Einfach so, ohne Grund. Das macht Mario unglaublich wütend, und er schickt einem der Mädchen eine Sprachnachricht, die es in sich hat. Darin droht er ihr und kündigt an, sie umzubringen – »mit Werkzeugen von meinem Vater, der ist Metzger«. Die Familie des Mädchens erstattet Strafanzeige gegen Mario. Er weiß selbst nicht so genau, warum er das gemacht hat, sagt er später bei der Polizei. »Ich war einfach total wütend!«

Einblicke in zwei Schüler-Realitäten zu Zeiten von Corona. Die Integration anders Denkender und anders Lernender, ja die Inklusion förderbedürftiger Schülerinnen und Schüler, ist erklärtes Bildungsziel und -recht. Dies im Schulalltag für alle Beteiligten optimal umzusetzen gestaltete sich bereits vor Corona schwierig.

Ich habe es eingangs schon einmal zitiert: Corona schafft nichts Neues, Corona deckt nur auf.

Schule in der Krise – ein sicherer Ort

Die Schule ist für Kinder und Jugendliche – neben der Familie – der Dreh- und Angelpunkt. Ein stabiler Ort, an dem viele Stunden des Tages verbracht werden. Dort finden Sozialisation, Bildung und Erziehung statt, einfach Begegnungen vielfacher Art. Sie ist ein für das ganze Leben prägender Ort.

Gerade in der Krise muss die Schule ein sicherer Hort sein, zukunftsorientiert und gegenwartstauglich. Bildung und Erziehung gelten als die beiden Grundpfeiler schulischen Lernens. Und es liegt in der Verantwortlichkeit der Lehrkräfte, Sicherheit, Stabilität und Vertrauen zu gewährleisten. Die Schule soll Schutz bieten vor »Angriffen«, eine angstfreie Lernatmosphäre vermitteln und bei Störungen, wie zum Beispiel Mobbing, gezielt eingreifen.

Welche Missstände Corona an Schulen offenbart, haben wir gesehen. Klar ist, Kinder brauchen die Schule, um für die Zukunft gut gerüstet zu sein. Die Schule muss weiterhin das bleiben, was sie ist, nämlich eine verbindliche, verlässliche Größe. Wie kann die Schule das in »Corona-Zeiten« leisten?

Die flächendeckende IT-Ausstattung der Schulen hätte man schon vor pandemischen Zuständen durchgängig auf den Weg bringen müssen. Der Digitalpakt hat es möglich gemacht, dass nun doch vielen Schülern Endgeräte zur Verfügung gestellt werden können. Dazu müssen griffige Lernprogramme mit kostenfreier Nutzung für die Schülerinnen und Schüler zur Verfügung stehen, genauso selbstverständlich wie die Ausleihe von Schulbüchern. Aber das beste Gerät nützt nichts, wenn das Know-how fehlt. Dazu

Schule – zwischen Homeschooling und Präsenzunterricht

bedürfte es eines digitalen Pflichtkurses, der den Erwerb und die Festigung eines Basiswissens im Bereich der Medienerziehung sicherstellt. Wenn wir erst in der Pandemie damit beginnen, ist es sehr mühsam und für viele Kinder einfach zu spät.

Damit komme ich zum nächsten Punkt, der Fortbildung von Lehrkräften im Bereich Informationstechnik. Diese sollte ortsnah von Fachleuten durchgeführt werden, für alle Lehrkräfte verpflichtend und ein fester Bestandteil der didaktischen Ausbildung sein. Daneben sind – um den Anschluss nicht zu verlieren – Auffrischungen der Thematik in kürzeren Intervallen vonnöten. Es kann nicht sein, dass sich die Schülerinnen und Schüler besser mit dem Computer auskennen als ihre Lehrer. O-Ton eines Fünftklässlers: »Ich habe Herrn X heute erklärt, wie *PowerPoint* geht.«

Wie schon zu Zeiten des Lehrermangels in den 70er-Jahren müssen Fachleute an die Schule! Derzeit sind jede Menge Experten ohne Job und Auskommen: freischaffende Künstler, Musiker, Sozialpädagogen und Sportler. Sie könnten projektbezogen auf Honorarbasis eingesetzt werden. Damit wäre allen geholfen: dem Musikpädagogen, der seine Anstellung am Theater verloren hat, und dem Mathematiklehrer, der Musik fachfremd unterrichten muss; der Malerin, die ihren Volkshochschulkurs »Aquarellieren« nicht mehr durchführen kann, sich dafür aber den Kunstunterricht mit der Kunstlehrerin teilt, sodass die Klassenstärke halbiert werden kann; dem Trainer, dessen Vereinsarbeit ruht und der jetzt den wegen mangelnder Ressourcen ausfallenden Sportunterricht erteilen kann.

Stichwort Konfliktbewältigung, soziales Lernen: Gerade in Krisenzeiten ist die Schulsozialarbeit von immenser Bedeutung.

Schule in der Krise – ein sicherer Ort

Noch nie war der Bedarf so groß wie derzeit: Der Viertklässler, der sich Sorgen um seine Oma macht, der Fünftklässler, der zu Hause große Probleme hat, weil der Vater keinen Job mehr hat, die Neuntklässlerin, die heimlich ihre Freunde getroffen hat, und jetzt ist einer positiv.

So muss Schule in Zeiten von Corona sein: kreativ, mutig, fürsorglich, nachhaltig, vorausdenkend und professionell.

Die folgenden Bilder sprechen für sich.

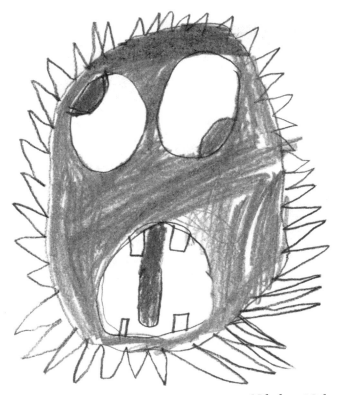

Nikolas, 6 Jahre

Schule – zwischen Homeschooling und Präsenzunterricht

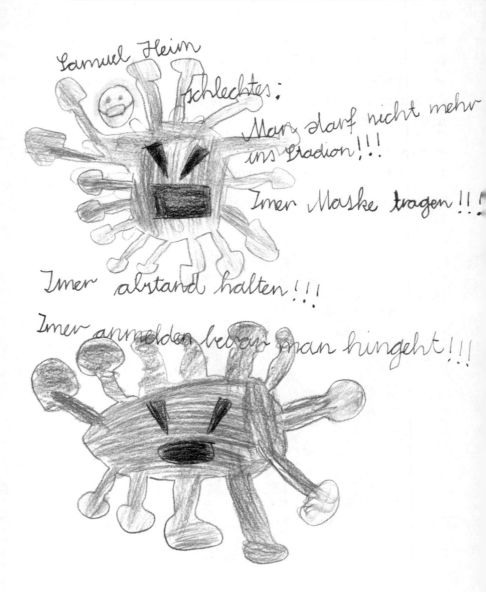

Dorian, 9 Jahre

Schule in der Krise – ein sicherer Ort

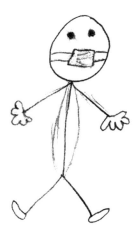

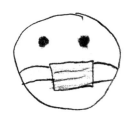

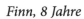

Finn, 8 Jahre

Das Coronavirus
Fakten! Es ist sehr gefärlich ansteckend und offt tötlich. Wenn man es hat gehen sie NICHT zum Arzt, sonst besteht eine 90 prozentige schos in an zu stecken

Rosa, 9 Jahre

Schule – zwischen Homeschooling und Präsenzunterricht

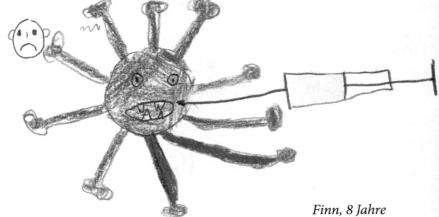

Finn, 8 Jahre

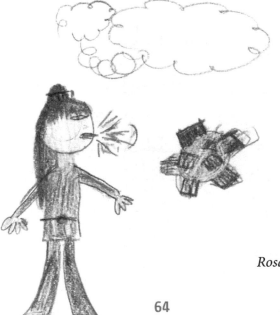

Rosa, 9 Jahre

Schule in der Krise – ein sicherer Ort

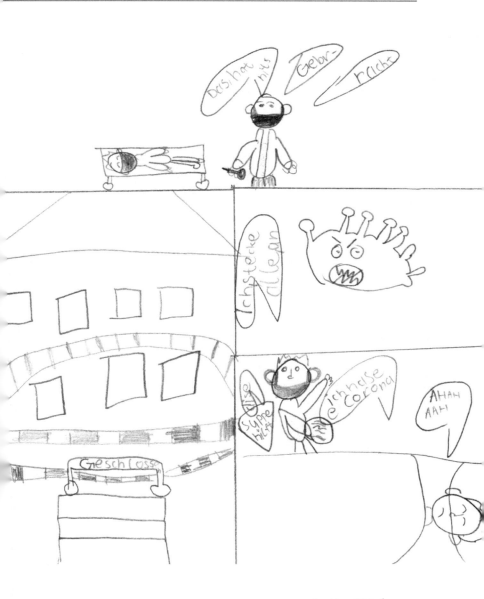

Justin, 10 Jahre

Schule – zwischen Homeschooling und Präsenzunterricht

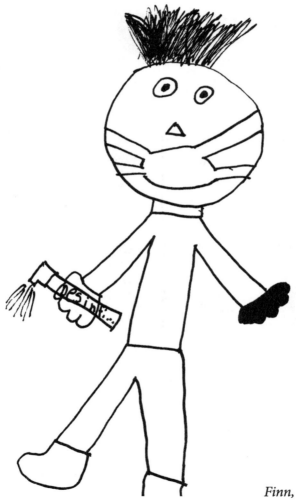

Finn, 8 Jahre

Schule in der Krise – ein sicherer Ort

angesteckt

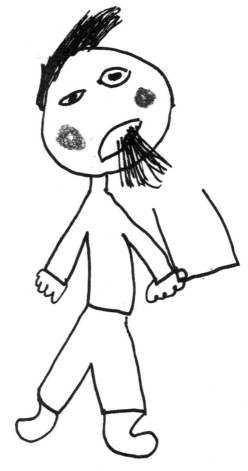

Linus, 8 Jahre

Generation Maske

Maske: Heilsbringer oder Teufelswerk?

Kein Thema wird derzeit so kontrovers und emotional diskutiert wie »die Maske«. Wichtigster Schutz vor der Pandemie oder manifestierte Verletzung der Grundrechte, moderate Zwischentöne gibt es kaum. Wer genau nachfragt oder sich skeptisch zeigt ob der Wirkung der Maske, wird ganz schnell abgestempelt als Corona-Leugner, Verweigerer, Staatsfeind. Dabei ist es genau das, was die Menschen verunsichert: Unsicherheit, Halbwissen und Populismus bei Regierenden – demonstriert auf autoritäre und rechthaberische Art und Weise.

Ich betrachte das Thema »Maske« nachfolgend unter drei Aspekten: gesundheitlich, gesellschaftlich-sozial und politisch.

Gesundheitliche Auswirkungen

Ist es tatsächlich wahr, dass Masken »schädlich« sind? Stimmt es, dass es bei Kindern, die eine Maske tragen, zu einem gesundheitsschädigenden Rückstau von Kohlendioxid kommen kann? Und welchen Einfluss hat dies auf das Lern- und Konzentrationsverhalten?

Als Toxikologe und Immunologe ist es mir wichtig, hier zwischen laienhaften Vermutungen und fundierter Fachlichkeit zu unterscheiden. Ich möchte »die Maske« beziehungsweise den

Gesundheitliche Auswirkungen

Mund-Nase-Schutz wissensbasiert diskutieren und auf dieser Basis die Tauglichkeit prüfen.

In ihrer Dissertationsarbeit aus dem Jahr 2005 untersuchte Ulrike Butz, wie viel CO_2 unter chirurgischen Masken verbleibt.[19] Die Untersuchung erfolgte an fünfzehn männlichen erwachsenen Probanden in drei verschiedenen Testreihen mit unterschiedlichen Masken. Butz stellte fest, dass die Permeabilität, das heißt die mangelnde Durchlässigkeit der Masken, zu einer Erhöhung der Kohlendioxidkonzentration führt. Unter der chirurgischen Maske werden 21–24 mmHg gemessen. Das entspricht ca. 3 Prozent CO_2. Zum Vergleich: Die Atmosphäre auf Meereshöhe enthält 0,3 mmHg. Das entspricht ca. 0,04 Prozent CO_2. Das ist schon eine gewaltige Überschreitung! Die Folgen dieser Hyperkapnie, des erhöhten Kohlendioxidgehalts im Blut, sind Symptome wie Atemnot, Kopfweh, Schläfrigkeit, erhöhter Puls, in schweren Fällen kommt es zu Bewusstlosigkeit und sogar zu Einschränkungen von Hirnfunktionen. Die Medizinerin richtet am Ende ihrer Untersuchung einen Aufruf an die Hersteller chirurgischer Operationsmasken, Filtermaterialien mit höherer Permeabilität für Kohlendioxid zu verwenden.

Und auf die aktuelle Situation in den Schulen übertragen bedeutet das: Schläfrigkeit, Kopfweh und leichte bis mittlere Atembeschwerden sind seit der Maskenpflicht häufig genannte Beschwerden. Wie Lehrkräfte berichten, lässt im Schnitt die Konzentration der Schüler nach ca. 3 Unterrichtsstunden rapide nach.

Über Versuche am Tier zum Wohle des Menschen spricht niemand gern. Wobei diese oft die Grundlage für lebensrettende Entwicklungen sind.

Generation Maske

Ich führe hier eine Studie[20] an, deren Ziel es eigentlich war, eine nächtliche Schlafapnoe – also Atemaussetzer im Schlaf – zu simulieren. Die Studie sollte den Therapieeffekt des Medikaments Lovastatin zeigen. Dieser Versuch wurde mit Ratten durchgeführt. Den Tieren wurden über 8 Stunden am Tag im Wechsel 4 Minuten normale Luft und 4 Minuten Luft mit 5 Prozent CO_2-Anteil zugeführt. 16 Stunden atmeten sie normale Luft. Der Versuch wurde über einen Zeitraum von 4 Wochen durchgeführt. Als Ergebnisse zeigten sich schwere Einschränkungen der Lernleistung und hochgradige Veränderungen im Hippocampus an den Nervenzellen.

Diese Versuchsbedingungen kommen der Exposition von Kindern in der Schule – bei Maskenpflicht während des gesamten Unterrichts – recht nahe.

Auch in Untersuchungen mit Mäusen zeigte sich bei einer CO_2-Konzentration von 0,3 Prozent nach 7 Wochen ein Totalausfall der Lernleistung im »Morris Water Maze«. Des Weiteren wurde eine Apoptose im Hirnstamm festgestellt. Morris Water Maze – auf Deutsch Morris-Wasserlabyrinth – ist eine Versuchsapparatur für Verhaltensexperimente mit Nagetieren.

Allein die Raumluft in Klassenzimmern an sich kann schon einen 0,1–0,3 prozentigen CO_2-Anteil erreichen. Mit Maske muss man mit bis zu 5 Prozent Rückatmung rechnen: Irreversible Schäden sind angesichts dieser Bedingungen nicht auszuschließen.

Ähnliche Untersuchungen mit Meerschweinchen könnten angeführt werden. Alle Studien dieser Art kommen zu dem Ergebnis, dass ein erhöhter CO_2-Anteil der Atemluft zu hohen Raten von Miss- und Fehlbildungen, Fehlgeburten sowie neuromuskulären Störungen führen kann. Die aufgezeigten Studien und Untersuchungen (aus 2013/2014) sind zusammengestellt von der FDA – Food and Drug Administration[21]. Diese Lebensmittelüberwachungs- und Arzneimittelbehörde der Vereinigten Staaten ist dem amerikanischen Gesundheitsministerium unterstellt. Sicher sind die Eckpunkte nicht unbedingt kompatibel, aber es zeigt sich eindeutig, dass – ob bei Menschen oder Mäusen – ein erhöhter Anteil an Kohlendioxid in der Atemluft zu schwerwiegenden Folgen führen kann.

Hier sei auf ein Thesenpapier von Oktober 2020 verwiesen: »Die Nebenwirkungen und die Verhältnismäßigkeit der Maßnahmen zur Eindämmung des Coronavirus SARS-CoV-2 an Schulen« von Prof. Dr. Kuhbandner (Lehrstuhl für pädagogische Psychologie, Universität Regensburg).[22] Kuhbandner nennt folgende mögliche physiologische Nebenwirkungen des Tragens einer Maske: Atemwiderstand, steigende CO_2-Konzentration im Blut, Unwohlsein, Kopfschmerzen, Konzentrationsschwäche, Leistungseinbußen etc. Als Extremfall bezeichnet Kuhbandner die Situation, dass 6-jährige Kinder durchgängig von 7 bis 14 Uhr eine Mund-Nase-Bedeckung tragen. Ein Grundprinzip müsse sein – auch im Sinne der WHO/World Health Organization –, keinen Schaden zu erzeugen sowie Gesundheit und Wohlbefinden des Kindes zu priorisieren.

Dazu auch ein Artikel: »Höchsttragezeit für Mund-Nase-Masken«, dargestellt im betrieblichen Kontext, Informationen für Betriebsräte etc. Er erklärt die kaum bekannten Höchstzeiten für Mund-Nase-Bedeckung.[23] Thematisiert wird die Belastung durch den Atemwiderstand. Der KOBAS (Koordinierungskreis für biologische Arbeitsstoffe, deutsche Gesetzliche Unfallversicherung) hat hierzu eine Stellungnahme abgegeben, die sich allgemein auf das Tragen der Mund-Nase-Bedeckung am Arbeitsplatz bezieht. Der KOBAS empfiehlt eine maximale Tragdauer von 2 Stunden mit anschließender 30-minütiger Erholungspause.[24] Zu überprüfen sei auch, ob aufgrund der Arbeitsschwere kürzere Abstände bis zu den Tragepausen erforderlich seien. Durchfeuchtete Masken sind zu wechseln, maximale Tragdauer maximal 1 Tag. Bezugnehmend auf eine Studie des Universitätsklinikums Leipzig heißt es weiter, dass die Masken die Atmung beeinträchtigten, da im Blut eine schnelle Ansäuerung registriert worden sei. Die subjektive Rückmeldung der Probanden zeigte eine erhebliche Beeinträchtigung des Wohlbefindens.

Dies ist sicher nicht eins zu eins auf den schulischen Bereich zu übertragen, aber aussagekräftig! Wenn wir dann noch die November-Zahlen von Infektionen an Schulen anschauen (116 000 Tests, 612 davon positiv, lediglich 8 auf Ansteckung in der Schule zurückführbar), halten wir die Vorgaben des Masketragens an Schulen angesichts der dargestellten möglichen Gefährdungen zumindest für diskussionsbedürftig.[25]

Ich verweise in diesem Zusammenhang auf eine aktuelle Untersuchung der Forschergruppe um Dr. Schwarz und Prof. Dr. Jenetzky von der Universität Witten-Herdecke zum Thema Masketragen von Kindern und Jugendlichen. Die ersten Ergebnisse sind seit Ende Dezember 2020 als Preprint erschienen und lassen aufhorchen. Die Wissenschaftler richteten ein Online-Register ein, in dem Eltern, Lehrkräfte, Pädagogen und Ärzte ihre Beobachtungen zu den Nebenwirkungen des Masketragens bei Kindern und Jugendlichen festhalten konnten. Innerhalb nur einer Woche hatten über 20 500 Personen mit mehr

Gesundheitliche Auswirkungen

als 48 000 Einträgen das Register gefüllt. Die Ergebnisse offenbaren massive Beschwerden, hier auszugsweise aufgelistet: 13 811 der Kinder litten unter Kopfschmerzen, 12 824 unter Konzentrationsschwierigkeiten, 9460 unter Schläfrigkeit, 7700 unter Kurzatmigkeit, 6848 unter Schwindel, 5365 unter Ohnmachtsanfällen (Synkopen), 4292 unter Übelkeit, 8280 wollen nicht mehr in die Schule beziehungsweise in den Kindergarten gehen. Die Autoren merken an, dass binnen einer einzigen Woche mehr Kinder und Jugendliche mit Beschwerden durch das Masketragen gemeldet wurden als bis zum damaligen Zeitpunkt insgesamt SARS-CoV-2-positiv getestete Kinder und Jugendliche. Weitere Informationen kann man im Preprint direkt einsehen.[26]

Warum werden diese Zahlen/Daten/Fakten hier so ausführlich dargestellt? In unser aller Verantwortung liegt es, die ohnehin angespannte Situation an den Schulen für die Kinder möglichst angst- und gefahrenfrei zu gestalten. Schutz, Sicherheit und Gefährdungsminimierung müssen oberste Prämisse sein. Nicht bei jedem Kind muss es zwangsläufig beziehungsweise kurzfristig zu sofort auffälligen Hyperkapnie-Schäden kommen, denn es ist immer zu unterscheiden zwischen den akuten toxischen Schädigungen und den nicht sofort erkennbaren Langzeitschäden. Diese Langzeitschäden werden eben auch in den Tierexperimenten abgebildet.

Gerade Kinder und Jugendliche mit Vorerkrankungen, zum Beispiel Atemwegserkrankungen, Allergien, Asthma, sind durch das permanente Tragen einer Mund-Nase-Bedeckung besonders gefährdet. Ich habe weiter oben das Beispiel eines 12-jährigen Mädchens mit einer Asthma-Disposition angeführt: Bei Anna treten die akut toxischen Wirkungen des erhöhten CO_2

73

sofort zutage, die Langzeitwirkungen können erst nach Wochen und Monaten zu erkennen sein.

Die Kohlendioxiderhöhung ist jedoch nicht die einzige Gefahr und Beeinträchtigung durch die Maske. Hautausschlag, bakterielle Infektionen im Gesichtsbereich, gefährliche Pilzinfektionen auf der Haut (Candida und Aspergillus) bis tief hinein in den Pharynx sowie allergische Reaktionen auf das jeweilige Material der Mund-Nase-Bedeckung können die Folge sein.

Pascal, ein Schüler der 7. Klasse, 13 Jahre alt, beteiligt sich überhaupt nicht mehr aktiv am Unterricht, ist kaum ansprechbar. Früher lustig und immer zu Streichen aufgelegt, macht der hoch aufgeschossene Junge nun einen übermüdeten, ja erschöpften Eindruck. Der Klassenlehrer ist ratlos, fragt nach. Als er ihm in einem Abstand von 2 Metern gegenübersteht, fordert der Lehrer den Jungen auf, die Maske abzunehmen, um sich besser verständigen zu können. Pascal zögert, blickt unsicher um sich und löst dann die Mund-Nase-Bedeckung. Der Anblick ist erschreckend: knallrot, schorfig, blutig, aufgekratzt, unter der Maske verbirgt sich eine große Schuppenflechte. »Was um Himmels Willen!«, entfährt es dem Lehrer. »Allergische Reaktion«, antwortet der Schüler. Auf die Frage, warum er überhaupt eine Maske trage, es müsse Luft an die Haut, sagt Pascal leise, dass es ihm peinlich sei, so auszusehen. Und dann kommt wieder diese ihm offensichtlich eingehämmerte Phrase: »Die Maske schützt doch vor Corona!«

Welchen Nutzen hat denn dann die Maske überhaupt? Vor was und wen schützt sie wirklich? Die Aussagen dazu sind vielfältig und kontrovers.

Gesundheitliche Auswirkungen

Inzwischen relativieren es selbst die stärksten Befürworter, dass die Maske vor Corona schützt. Die WHO – World Health Organization – trifft beispielsweise dazu folgende Aussagen (Quelle WDR, *Quarks*)[27], hier stichpunktartig angeführt: Die WHO empfiehlt zwar das Tragen einer Maske zur Eindämmung von Infektionen, räumt aber ein, dass die Studienlage zur Wirksamkeit der Masken gegen die Ausbreitung des Coronavirus nach wie vor »dünn« ist. Abstand halten und regelmäßiges Händewaschen wird als wirksamster Schutz vor einer Infektion gesehen. Masken seien nur sinnvoll als Ergänzung zum Abstandhalten. Die Wissenschaftler der WHO-Studie fordern verstärkt, die Schutzwirkung von Masken in wissenschaftlichen Studien zu untersuchen: »Es sind auf allen Ebenen Maßnahmen erforderlich, um die mangelnde Qualität der Beweise zu verbessern.«

Unsicherheiten auf der ganzen Ebene! Da schließe ich mich doch Professor Kuhbandner und dem Fazit seines Thesenpapiers an. Die Einführung der Maskenpflicht sei ein Experiment mit unklarem, eventuell dramatischem Ausgang; Störungen des physischen, psychischen und sozialen Wohlbefindens seien vorprogrammiert.[28]

Eine weitere, aktuelle Studie zur CO_2-Konzentration unter der Maske bestätigt die Befürchtungen. »Ist der Gebrauch von Mund-Nase-Bedeckungen in der Gesamtbevölkerung eher schädlich als nützlich unter Berücksichtigung der CO_2-Konzentration?«, so fragt sich eine Gruppe unabhängiger Experten und stellt am 30.11.2020 die Ergebnisse ihrer im Trentino/Italien durchgeführten Untersuchungen in einer Pressemitteilung vor. Die technische Durchführung oblag Dott. Arch. Bernhard Oberrauch (Architekt und Baubiologe) und Dr. Marco Adami

Generation Maske

(Physiker), Ärzte verschiedener Fachbereiche arbeiteten die Studie aus.

Hintergrund der Arbeit ist die seit dem 4.11.2020 in Italien bestehende allgemeine Pflicht für Kinder ab 6 Jahren zum Tragen einer Mund-Nase-Bedeckung während des gesamten Unterrichts, im Freien und auch in den Schulräumen. Ob es einen Zusammenhang zwischen der Luftqualität »hinter der Maske« gibt und Symptomen wie Atembeschwerden, Hals- und Kopfschmerzen, Abgeschlagenheit, Schwindel und Konzentrationsschwäche – dies wollte sich das Expertenteam genau ansehen und untersuchte daher in verschiedenen Messungen 24 Probanden unterschiedlichen Alters.

So zieht die Expertengruppe das Fazit der Untersuchungen: Die Verwendung eines Mund-Nase-Schutzes sei in mehrfacher Hinsicht gesundheitsschädlich; es wird daher die Empfehlung ausgesprochen, die Mund-Nase-Bedeckung nur für kurze Zeit zu verwenden. Und weiter: Es gibt keine Evidenz dafür, dass das Tragen dieser Bedeckung vor viralen Infektionen der Atemwege schützen könne.

Aufgrund der besorgniserregenden Ergebnisse der Datenerhebung appellieren die Experten an die Verantwortlichen – Sanitätseinheiten, Politik, Schulen –, ihre Risikobewertung angesichts der erhobenen Fakten anzugleichen, und zitieren weiter in ihrer Pressemitteilung: »Jeder Mensch hat das Recht auf körperliche und geistige Unversehrtheit« (Artikel 3, Charta der Grundrechte der Europäischen Union). Für genauere Informationen sei auf ein Video (siehe Quellenangaben) verwiesen, in dem das Ergebnis sowie daraus resultierende Forderungen vorgestellt werden.[29]

Gesundheitliche Auswirkungen

Dazu eine Information in eigener Sache, in der Sache »Generation Maske«: In Vorbereitung ist derzeit eine wissenschaftliche Messung der CO_2-Konzentration in der Atemluft von Kindern unter der Fragestellung, ob die CO_2-Gefahren real höher sind als eine mögliche Corona-Infektion. Eine erhöhte Kohlendioxidbelastung durch längeres Tragen der Maske erschwert nicht nur das Atmen, es sind darüber hinaus auch Einschränkungen der Lern- und Konzentrationsleistung zu befürchten.

Mit einem Sensor wird der Wert hinter der Maske gemessen, ohne die Kinder zu berühren. Laut Gefahrenstoffverordnung legt eine MAK-Vorgabe (Maximale Arbeitsplatzkonzentration) den CO_2-Grenzwert bei 0,5 Prozent fest. Alles, was höher ist, könnte erwachsene Arbeitnehmer, also erst recht Kinder, gefährden.

Die wissenschaftliche Leitung dieser Untersuchung liegt in den Händen des Autors, die technische Messung führt das Ingenieurbüro für technischen Umweltschutz Dr. Traindl durch.[30] Die Motivation für diese Testung liegt in der Fürsorgepflicht gegenüber unseren Kindern und Jugendlichen, in der Sorge für den Erhalt der Gesundheit bei größtmöglicher Schadensbegrenzung. Kostenlos und freiwillig, so ist Eltern im Raum Müllheim dieses Angebot unterbreitet worden. Unterstützt wird diese Aktion von Mitgliedern der Initiative »Mediziner und Wissenschaftler für Gesundheit, Freiheit und Demokratie, e. V.« (MWGFD).[31]

Zu den gleichen Bedingungen wurde diese Untersuchung zunächst auch Schulen in Bayern und Baden-Württemberg angeboten. Schulämter und Regierungspräsidien lehnten diese Möglichkeit der wissensbasierten Datenerhebung ab. Warum die Vertreter der Landesregierungen solche Messungen ablehnten,

Generation Maske

wurde nicht mitgeteilt. Sie sollten die Hinweise zu CO_2 hinter der Maske kennen und selbst solche Untersuchungen veranlassen und finanzieren. Das wäre die originäre Aufgabe eines Bundeslandes, sich um das Wohl seiner Schülerinnen und Schüler zu kümmern, seiner Fürsorgepflicht nachzukommen und Schaden von ihnen fernzuhalten – und zwar nicht nur den eventuellen, gering einzuschätzenden Schaden einer Virusinfektion, sondern den greifbaren Schaden einer CO_2-Intoxikation mit nachgewiesenen akuten und langzeitigen Schäden für Kinder.

Gesellschaftlich-soziale Auswirkungen

Rechtfertigt nun dieses Masketragen, das für eine gewisse Periode des Lebens stattfand, und die dadurch entstandenen Schädigungen und Beeinträchtigungen, dass man eine ganze Generation als »Generation Maske« bezeichnet? Was macht dieses Stückchen Stoff zu einem Symbolträger, einem Zeichen, einem Stigma?

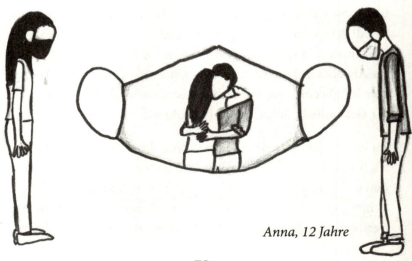

Anna, 12 Jahre

Gesellschaftlich-soziale Auswirkungen

Zur Beantwortung dieser Frage begebe ich mich wieder in den schulischen Kontext.

Gerade für kleinere Kinder geht es darum, in der Klasse/Gruppe ihren Platz im sozialen Gefüge zu finden, Situationen einschätzen zu können, Verhaltensmuster zu erkennen, Stimmungen und Gefühle einordnen zu können.

Dies geht weit über die verbale Kommunikation hinaus. Vor allem der Mimik, dem »Mienenspiel«, kommt eine bedeutsame Rolle dabei zu. Wie schaut mein Gegenüber mich an? Ist meine Botschaft angekommen? Welche Reaktion habe ich zu erwarten? Eine Sender-Empfänger-Kommunikation ist nur dann erfolgreich, wenn das Gesicht unbedeckt ist. Von Angesicht zu Angesicht: Das bedeutet, sich in der Realität gegenüberzustehen oder zu sitzen und sich anzuschauen. So kann Kommunikation stattfinden, jedes Gespräch gelingen, sogar ein kontrovers Geführtes.

Aus dem Gesichtsausdruck zu lesen und zu erkennen ist essenziell für jedes Miteinander. Für soziales Lernen bedarf es des Einsatzes aller Sinne, nicht nur des Sehsinns. Die Maske erschwert besonders für schwerhörige oder gar gehörlose Kinder und Jugendliche die Kommunikation erheblich, denn sie können Botschaften nicht mehr von den Lippen ablesen beziehungsweise sich nicht mehr in Gebärdensprache verständigen. Gerade für Kinder, die aus einem anderen kulturellen Kontext kommen, ist diese nonverbale Ebene essenziell zum Verstehen, zum Vertrauenfassen und ebenso unerlässlich zum Erlernen einer fremden Sprache, was letztlich die Bedingung für eine gelingende Integration ist.

Die Mund-Nase-Bedeckung lässt gerade einmal die Augen frei, selbst bekannte Gesichter sind nicht unbedingt auf den ersten

Generation Maske

Blick zu identifizieren. Beim Begegnen der Schülerinnen und Schüler auf dem Weg durch das Schulhaus sei festzustellen – so berichten mir Lehrkräfte – dass viele nur noch vorbeihuschen, den Blick in die Ferne gerichtet, Grüße nur noch ab und zu erwidern und völlig in sich gekehrt sind. Social distancing! »Die Maske macht einsam!«, so drückt es ein Schüler aus und zuckt dabei mit den Schultern. Gespräche mit der vertrauten Lehrperson unter vier Augen, mit Abstand und ohne Maske, das ist es, was die Kinder brauchen. Der Bedarf ist seit dem Homeschooling immens. Pädagogische Freiräume zu nutzen ist heute notwendiger denn je!

Eine Schülerin der 6. Klasse weint bitterlich, verschwindet fast im Kragen ihres Pullovers, will in der Pause allein im Klassenzimmer bleiben. Ihr Vater hat einen ganzen Packen von Schriftstücken in die Schule geschickt mit der vehement vorgebrachten Drohung, er würde die Schule strafrechtlich belangen, wenn gefordert werde, dass seine Tochter eine Maske tragen müsse. Das Kind leidet. Bizarrerweise nicht unter dem Tragen der Maske, sondern darunter, dass es eben keine Maske tragen darf/soll. Die Mitschüler würden auf Distanz gehen, sie ausschließen, weil sie ja alle anstecken würde mit Corona. Hier sind pädagogisches Geschick, Einfühlsamkeit und Klarheit gefragt. Einmal mehr sehen wir, wie wichtig wissensbasierte Aufklärung, Information und Sachlichkeit sind.

Ich habe mich eingangs gefragt, wie wohl unsere Kinder ihren Kindern über die »Corona-Zeit« berichten werden. Eine Zeitreise ins Jahr 2051. Zum Beispiel Pascal, den wir weiter oben kennengelernt haben. Er wäre dann 43 Jahre alt.

»Als ich 13 war, oder 14, da ging das richtig los mit der Schuppenflechte. Mann, Mann, das hat vielleicht elend gejuckt und geblutet! Ich weiß auch nicht, warum ich damals nicht einfach die Maske runtergerissen habe. Aber da war natürlich auch soziale Kontrolle. Und wir glaubten ja alle noch, dass der Fetzen Stoff das Virus abhält.«

Oder Anna, 12 Jahre alt, die unter Asthmaanfällen zu leiden hatte. Im Jahr 2051 wäre sie 42 Jahre alt.

»Meine Rettung war, dass ich damals eine Maskenbefreiung bekommen habe. Ein Attest. Ich hatte mir ja gar nichts mehr zugetraut, aus Angst, wieder einen Anfall zu bekommen. Dieses Gefühl, überhaupt keine Luft mehr zu bekommen, war grauenvoll! Verständnis von den Lehrern? Naja. Ich hatte den Eindruck, die wissen selbst nicht so genau, was richtig ist. Seltsame Zeit, damals. Aber ich kann heute noch keine Maske aufsetzen, ohne leichte Panik zu bekommen, das sitzt irgendwie tief.«

Zu den gesundheitlichen Schädigungen kommen also auch die sozialen Beeinträchtigungen. Das ist aber noch nicht alles.

Kein Symbol ist in kurzer Zeit so umstritten, bedeutsam und polarisierend geworden wie die Maske. Damit komme ich zum dritten Aspekt, dem politischen.

Die Maske – ein politisches Symbol

Auf der politischen Bühne bekommt »die Maske« besonderes Gewicht. An diesem Begriff, diesem Gegenstand, erhitzen sich die Gemüter. Längst geht es nicht mehr um einen – wie auch immer definierten – Schutz vor Erkrankung, sondern um Grundrechte, um Demokratie, um Freiheit. Als eine Zeit des

Generation Maske

Umbruchs, der Veränderung, der Regression – so empfinden es viele Menschen seit Anfang März 2020, seit Beginn der Pandemie. Viele sehen auch zunehmend Parallelen zu finsteren Zeiten der deutschen Geschichte.

Ein Riss scheint durch die Bevölkerung zu gehen. »Corona-Leugner«, die sich vehement Gehör verschaffen, mit plakativen Bildern verschrecken und auf deren Seite sich oftmals radikale Gruppen schlagen. Dann diejenigen, die Angst davor haben, sich und ihre Umwelt zu gefährden, die hinter jedem Schnupfen eine tödliche Falle vermuten, die alles in einen Topf schmeißen, nicht differenzieren können.

Weder die »Corona-Leugner« noch die Panikmacher bringen uns in einer solchen Situation weiter, weder ein Attila Hildmann noch ein Karl Lauterbach. Den Kindern, ja der ganzen Bevölkerung, helfen nur Stimmen, die wissensbasiert und unaufgeregt informieren. Es gilt also, ernsthaft wissenschaftlich zu erkunden und dann vernünftig zu kommunizieren, was dieses Virus wirklich ist, welche Maßnahmen angebracht sind und welche nicht, welches vorausschauende Handeln wichtig ist, was der Unterschied zwischen Infektion und Erkrankung ist.

Wie soll und muss die Bevölkerung informiert werden, damit sie dieser Infektion ohne Panik, aber mit Respekt begegnet? Gerade am Beispiel der Maske ist deutlich zu erkennen, welche Rolle die evidenzbasierte Wissenschaft im Gegensatz zu den Panikgetriebenen und den Leugnern spielen könnte. Die Maske ist dabei für die einen das Symbol für alle staatlich verordneten Regeln und Gesetze zum Verhalten in der Pandemie, gleichgesetzt mit Maulkorb, Redeverbot und Bevormundung. Für die

82

anderen bedeutet sie Schutz und Rettung vor einer schweren Erkrankung, mit einem ständig ängstlichen Blick auf die Infektionszahlen.

Und wieder einmal mittendrin die Kinder und Jugendlichen, die in dieser sonderbaren Zeit aufwachsen, sich sozialisieren, sich entwickeln und entfalten sollen, Grundstein und Basis legen müssen für ihr weiteres Leben – »Generation Maske«. Die Infektionszahlen sind inzwischen zum Politikum geworden. Oder soll man sagen, zum »heimlichen Star«? Denn es scheint so, als ob diese Zahlen geradezu magische Kräfte hätten. Dass sie über Wohl und Weh entscheiden, ausschlaggebend für die autoritäre Lockdown-Politik der Regierung. Doch damit beschäftige ich mich im Kapitel »Kollateralschäden« – und da konkret mit einem »heißen Papier«.

Dass die Gesamtstimmungslage immer düsterer wird, ist nicht nur in der Schule spürbar. Die Folgen von immer wieder neuem Lockdown – ob nur angekündigt oder auch durchgeführt – versetzen die Menschen in einen »Dauerschockzustand«. So Professor Schrappe, ehemals Vizechef des Sachverständigenrates für Gesundheit (2007–2011, von der Bundesregierung einberufen) gegenüber der *Bild* am 24.11.2020.[32] Schrappe warnt vor einem »Unendlich-Lockdown«. Dieser Warnung schließen sich zunehmend Wissenschaftler verschiedenster Disziplinen an.

Sehr emotional wird es auch beim Thema »Betten«. Gemeint ist hier die Anzahl der zur Verfügung stehenden Intensivbetten. Betten, die dann anderen Stationen fehlen. Betten, die im Klinikflur stehen. Betten, die eigentlich für anstehende Operationen eingeplant sind und nun für Corona-Patienten reserviert werden. Wer, wie die deutsche Bundesregierung, von Mai bis November 2020 insgesamt zwanzig Krankenhäuser mit komplett 3000 Betten schließt, hat jegliches Recht verwirkt, dem Volk mit einer etwaigen Überlastung des Gesundheitssystems zu drohen.[33]

Lässt sich die Dimension der Angst durch die begrenzte Anzahl der Betten zum Ausdruck bringen? Ich bejahe dies und blicke diesbezüglich in die Schweiz, wo die Stationen wirklich überfüllt sind und die Betten auf den Gängen stehen. Allerdings zeigen sich diese Zustände nicht auf der Corona-Intensivstation, sondern in der Kinder- und Jugendpsychiatrie.

Michael Kaess, Direktor der Universitätsklinik für Kinder- und Jugendpsychiatrie Bern, registriert auffallend mehr Notfälle in der Psychiatrie als vor Corona. Notfälle, die sich nicht aufschieben lassen, da die Betroffenen sich in ernsthaften Gefahrenlagen befinden, zum Beispiel massiv suizidgefährdet sind. Eskaliert die Situation in der Familie, sind Kinder und Jugendliche überfordert und geraten in schwere Krisen. Das Notfallzentrum sei mit doppelt so vielen Patienten belegt, wie man eigentlich Platz habe. Die Betten stünden im Gang.

Der Leiter der Notfalldienststelle der Universitätsklinik Zürich, Gregor Berger, meint dazu: »Die Jugendlichen sind mit der Situation im häuslichen Umfeld wie auch in der Schule überfordert.«[34]

Die Zeit stellt in ihrer Ausgabe vom 19.11.2020 die Frage: »Haben wir gelernt?« und bezieht sich damit auf die Situation in den Schulen. Zu Beginn der Pandemie eher untergeordnet thematisiert, steht inzwischen das Thema Schule zentral im Fokus. Ist es uns bewusst geworden, dass es hier um eine Generationenfrage beziehungsweise um eine Generationenverantwortung geht? Manuel J. Hartung bezeichnet in seinem Artikel die Schulen als Orte der Sicherheit, als stabilisierende Institutionen. Er plädiert dafür, die Schulen so lange wie möglich offen zu lassen. Offene Schulen ermöglichten nicht nur Kindern Bildung, sondern böten auch Schonung für Familien. Mit dem Homeschooling sind viele Eltern hoffnungslos überfordert, und es stellt damit einen zusätzlichen Stressfaktor dar. Man müsse sich allerdings – so Hartung – von der Illusion verabschieden, dass Corona etwas Vorübergehendes sei. In diesem Zusammenhang sei planvolle Digitalisierung wichtig, das Konzept des »flipped classroom«, die sinnvolle Verbindung von häuslicher Wissensaneignung und Vertiefung derselben im Präsenzunterricht.

Was haben wir gelernt? Eine Antwort, die Hartung gibt: improvisieren. »Selten wurde so sehr für das Leben und durch das Leben gelernt wie im Corona-Schuljahr 2020/21.«[35] Auf diese Frage könnte eine Antwort im Jahr 2051 wie folgt lauten: »Damals habe ich gelernt, mich durchzubeißen.« Auch so eine Antwort wäre möglich: »Wir lernten, dass die herkömmliche Schule mit Tischen und Bänken ausgedient hatte, und so starteten wir ins digitale Schulzeitalter.« Oder wie es mein Vater ausdrücken würde: »Bis du heiratest, ist alles wieder gut!«

Das klingt jetzt schon fast nach einem Happy End, aber so weit sind wir noch lange nicht. Und ob wirklich »alles gut« wird, ist und bleibt eine offene Frage. Eine offene Frage, wie auch die im Folgekapitel beschriebene.

Denkanstoß

Ein Denkanstoß ist die Chance, etwas Neues zu generieren, sich von vermeintlich unumstößlichen Diktaten zu befreien. Zur Lösung eines Problems wie Corona und zur Bewältigung einer politischen Krise darf über den Tellerrand hinaus gedacht werden, müssen Gedankenspiele erlaubt und Brainstorming geboten sein. Wann wäre der Zeitpunkt geeigneter als jetzt?

Wie wäre es, Entschleunigung anstatt Beschleunigung zu postulieren? Nicht die Empfindung, Zeit verloren zu haben, sondern Zeit gewinnen zu können. Den Druck verringern, nicht erhöhen, Pläne und Vorgaben entfrachten, Notenschluss im Juli anstatt schon im Mai, G10 anstatt G8, Prüfungen auf Wesentliches reduzieren: Jetzt bieten sich Gelegenheiten, eingefahrene Pfade zu verlassen und neue kreative Ideen zu entwickeln.

Die Notwendigkeiten der Realität lenken hier unser Handeln. Wenn ein Schulvormittag genutzt wird, um Gespräche zu führen, Konflikte zu behandeln, über »das Leben« zu sprechen, dann ist schon viel gewonnen an Lebensfreude und Zuversicht, die uns ein Stück weit abhandengekommen sind. Eine Lebensfreude und Zuversicht, die – glaubt man den Regierungen – ausschließlich über eine Impfung wiederzuerlangen ist, was kompetente Naturwissenschaftler und Mediziner wissensbasiert etwas differenzierter sehen.

Impfen oder nicht impfen? Das ist die Frage

»Herr Professor, ich habe im Radio Ihren Vortrag über das Impfen gehört. Wir wissen nicht, was wir tun sollen. Sollen wir unser Kind gegen Corona impfen lassen? Was raten Sie uns?«

Das war nicht der einzige Anrufer, der sich Hilfe suchend an mich gewandt hat. An vielen Orten herrschen große Unsicherheit und auch Unkenntnis bezüglich des Themas Impfen gegen das Coronavirus. Die fieberhafte Suche nach einem Impfstoff gegen SARS-CoV-2 scheint nun – nach knapp einem Jahr – zu einem seltsam schnellen Ende gekommen zu sein. Man verkündet einen mehr als 90 prozentigen Schutz vor der Krankheit. So preisen BioNTech und Pfizer ihren Impfstoff gegen Covid-19 an. Seit Beginn des Jahres 2020 arbeiten der deutsche und amerikanische Hersteller mit Hochdruck an ihrem Impfstoff: BNT162b2. So der Name, der an ein Passwort erinnert. Wird es dieser Kandidat sein, der uns hilft, die Pandemie in den Griff zu bekommen? Oder wird es ChAdOx1-S – mit nicht minder kryptischem Namen – sein, der aus dem schwedisch-britischen Unternehmen AstraZeneca kommt?

Die beiden – exemplarisch – genannten Unternehmen sind natürlich nicht die einzigen, die an der Entwicklung eines Impfstoffs

Impfen oder nicht impfen? Das ist die Frage

gegen Corona arbeiten. Weltweit sind mindestens 212 Impfstoffprojekte angelaufen, so die Weltgesundheitsorganisation WHO am 12.11.2020. Unternehmen aus Deutschland, der Schweiz, Österreich, Ungarn, Iran, USA, Südkorea, Israel, Indien und weiteren hier ungenannten Nationen.

Mehr als vierzig Impfstoffe werden inzwischen am Menschen getestet. Ende 2020 wurde der mRNA-Impfstoff auf politischen Druck gegen jede wissenschaftliche Vernunft von der EMA zugelassen, denn Verträge sind bereits geschlossen worden, um sich Impfdosen zu sichern. Allein für Baden-Württemberg wurden 18,6 Millionen Spritzen und Kanülen bestellt. Man will vorbereitet sein. Mobile Impfkommandos sollen zunächst in Alten- und Pflegeheimen die Senioren »durchimpfen«.

Der Impfstoff steht seit dem 27. Dezember 2020 zur Verfügung. Bereits einen Tag zuvor wurde die erste Person in Deutschland gegen Corona geimpft, eine 101-jährige Bewohnerin eines Seniorenzentrums.[36] Ungetrübte Freude und Erleichterung wollen sich trotzdem nicht so recht einstellen. Ist die Impfung der Weg aus der Pandemie, liegt in ihm die ersehnte Rettung? Wie sieht es aus mit Nebenwirkungen, und was sind die Risikofaktoren? Es stellt sich vor allem die Frage nach den Langzeitschäden einer solchen Impfung. Sind diese hinreichend untersucht worden? Dies stellt für den Laien eine unübersichtliche, sicher auch beängstigende Situation dar, verbunden mit dem Gefühl, dass die Zeit davonläuft.

Da ich derzeit von vielen Menschen gefragt werde, was genau Impfen eigentlich ist und was davon zu halten sei, werde ich im folgenden Kapitel intensiv auf diese Thematik eingehen. Klarheit – und damit auch Sicherheit – zu vermitteln, dies sehe ich als Immunologe und Toxikologe als eine meiner Hauptaufgaben.

Zum Einstieg begeben wir uns auf eine kurze historische Reise zum Thema Impfen.

Eine kurze Geschichte des Impfens

Es mag überraschen, aber wir können auf eine bereits lange Geschichte des Impfens zurückblicken. Schon vor über 1000 Jahren wurden in China kleine Kinder künstlich mit Pocken infiziert, um sie vor erneuter Ansteckung zu schützen. Die Nebenwirkungen waren jedoch hoch. Man ging dann dazu über, die Impfagenzien aus Menschen mit milderen Krankheitsverläufen zu generieren. Dieser Ansatz erwies sich als eine unberechenbare Angelegenheit. Auch in der arabischen Medizin und in Europa experimentierte man mit Impfungen.

Pocken, Pest und Cholera waren im Gegensatz zu Corona geradezu Epidemien apokalyptischen Ausmaßes, denen die Menschheit ausgeliefert war. Es schien kein Entrinnen und keine Heilung zu geben. Der Ausbruch der Krankheit wurde oftmals als Strafe Gottes angesehen und hatte eine Ausgrenzung, eine Quarantänisierung der Erkrankten zur Folge, nicht nur aus medizinischen, sondern auch aus kulturellen oder religiösen Gründen. Auf Basis dieser Ausgrenzung entstand der Quarantänebegriff von Robert Koch.

Zwischen 1347 und 1354 fiel in Europa schätzungsweise ein Drittel der Bevölkerung der Pest zum Opfer. Die Menschen bekamen Beulen, hohes Fieber, Schüttelfrost, geschwollene Lymphknoten, schwarz-bläuliche Hautfärbung und blutigen Auswurf. Ähnlich einem Bluterguss verfärbten sich die Lymphknotenschwellungen innerhalb einiger Tage blau, wodurch das

Impfen oder nicht impfen? Das ist die Frage

typische Bild der dunklen Beulen bei Pestkranken entstand. Die Pestsepsis führte dann zum Tode. Die Pest gilt als eine der schrecklichsten Seuchen der Menschheitsgeschichte. Europa ist erst seit Mitte des 20. Jahrhunderts von der Pest befreit.

Was wussten die Menschen früher, in vergangenen Zeiten, über Seuchen? Bekannt war, dass die Übertragung von Mensch zu Mensch erfolgte, was von daher also auch ein politisches und gesellschaftliches Phänomen darstellte. Bekannt war auch, dass nach überstandener Krankheit ein weitgehender Schutz vor erneuter Ansteckung bestand. Zumindest beobachtete man, dass die Krankheit bei erneutem Auftreten nicht mehr so schwerwiegend verlief. Aufgrund dieser Beobachtungen und Erkenntnisse hoffte man, die Seuche mit zwei Strategien in den Griff zu bekommen: Strenge Isolation der Erkrankten war die eine Maßnahme, zum Beispiel in eigens dafür errichteten Pestkrankenhäusern oder Leprastationen. Die Erkrankten wurden also in Quarantäne geschickt. Den Begriff »Quarantäne« kann man am Beispiel eines Computers erklären, dessen von Viren befallene Dateien in strenge Isolation genommen werden, um den Rest des Computers zu schützen beziehungsweise seine Leistungsfähigkeit zu bewahren. Zweitens versuchte man, durch gezieltes Infizieren der gesunden Person, eine Immunisierung gegenüber der Krankheit zu erreichen. Dies konnte zum Beispiel durch das Einatmen von infizierten Hautpartikeln oder durch das Einritzen von Körperflüssigkeiten erkrankter Personen geschehen. Mithilfe solcher Strategien hoffte man, von einer schweren Erkrankung verschont zu bleiben. Die Nebenwirkungen dieser Methoden waren jedoch erheblich. Zu wenig war über die Erreger und deren Wirkung bekannt.

Eine kurze Geschichte des Impfens

Ende des 18. Jahrhunderts entdeckte man in England, dass eine Infektion mit Kuhpocken gegen die echten, wesentlich gefährlicheren Pocken immun macht. Ausgehend von dieser Beobachtung und von Forschungseifer erfüllt, systematisierte der englische Mediziner Edward Jenner die Impfmethode mit Kuhpockenlymphe. Ab 1796 wurde dann die »Vaccination« – so nannte Jenner seine Impftechnik – in Kontinentaleuropa durchgeführt. »Vaccination« kommt vom lateinischen Wort *vacca* (deutsch: Kuh).

Trotz aufkommender Impfbegeisterung wusste man jedoch noch nicht, was der Auslöser für die Seuchen war. Man wusste nichts von bakteriellen oder viralen Erregern oder von einem Immunstatus ohne vorherige Erkrankung. Außerdem waren und blieben die Nebenwirkungen dieser Vaccination gravierend und gingen einher mit zum Teil schwerer geistiger und körperlicher Behinderung. Trotzdem erklärte die deutsche Regierung 1874 die Pockenimpfung mit Kälberlymphe zur Pflichtimpfung – unter Androhung von Strafen bei Verweigerung – für Kinder mit einem Jahr und ein zweites Mal mit 12 Jahren. Hier könnte in der Historie ein Bezug zur heutigen Zeit naheliegen. Für gesundheitliche Einbußen sollte es Entschädigungen geben. Dies vor dem Hintergrund, dass bei vielen Geimpften durchaus schwere Begleitschäden auftraten, unter anderem die gefürchtete Impf-Enzephalitis. Das Impfen war also eine unberechenbare und bedenkliche Angelegenheit, nicht zuletzt deshalb, weil weder der Impfmechanismus, also die Pharmakodynamik, noch die toxikologischen Schädigungen im Vorfeld auch nur annähernd untersucht worden waren.

Erst die Forschungen von Louis Pasteur und Robert Koch Ende des 19. Jahrhunderts brachten den Durchbruch und den Beweis,

Impfen oder nicht impfen? Das ist die Frage

dass Mikroben die Ursache für Krankheiten sind, zum Beispiel für Tuberkulose oder Milzbrand. Ab 1881 schließlich entwickelte Pasteur Impfstoffe gegen Tuberkulose, dann gegen Milzbrand und Tollwut. Die Entwicklung wurde rasch vorangetrieben, und Emil von Behring stellte 1890 eine weitere Immunisierungsstrategie vor: Die Antikörper wurden von außen eingebracht und mussten nicht vom Körper selbst gebildet werden. Bei der passiven Immunisierung handelt es sich im Grunde nicht um eine Impfung, zum unmittelbaren (passiven) Schutz vor einer weiteren Infektionskrankheit werden Immunglobuline direkt verabreicht. Beispiele dafür sind Tetanus (Wundstarrkrampf), Hepatitis B oder Tollwut. Die Impfstoffentwicklung gegen weitere Infektionskrankheiten wie Kinderlähmung (1955), Masern (1964), Mumps (1967) etc. zeigt den weiteren Verlauf der Forschung und den zunehmenden Erkenntnisgewinn in Infektionskunde und Immunologie.

Die »Boomer-Generation« (Menschen über 40 Jahre), zu der sich der Autor zählt, kann man zum Beispiel an der kleinen Narbe am Oberarm erkennen: Die Pockenschutzimpfung war flächendeckend verbindlich in den 60er- und 70er-Jahren. Die Narbe entstand durch Einritzen der Haut. In diese kleine Wunde wurde dann der Impfstoff eingebracht, um eine Infektion auszulösen. Der Körper wurde dazu angeregt, Antikörper gegen Pocken zu bilden.

Wer aus unserer Generation erinnert sich nicht daran: das lange Anstehen in einer Reihe, nur mit einem Unterhemd bekleidet, der kalte Flur im Gesundheitsamt, der gestrenge Amtsarzt mit weißem Kittel und buschigen Augenbrauen, dann der Piks, der doch nicht so schlimm war, wie man befürchtet hatte, und schließlich als Hinterlassenschaft die »Impfdelle« am Oberarm. Geimpft und »markiert«. Seit 1979 galten die Pocken als ausgerottet. »Süßer« war die Impfung gegen Polio: Man bekam einen mit dem Wirkstoff getränkten Zuckerwürfel verabreicht. Moderne Impfstoffe werden heute in hochtechnisierten Forschungseinrichtungen und Labors hergestellt, wo exakte Dosierung und Spezifizierung den Standard vorgeben. Jetzt sind es neue Erreger, die uns vor Herausforderungen stellen und deren Bekämpfung sich die Wissenschaft intensiv widmet: Impfstoffe gegen HIV, Ebola, Malaria, weitere hochansteckende und todbringende Erreger, aber auch multiresistente Keime.

Die Diskussion um das Impfen steht derzeit im Zentrum des Interesses, konkret bezüglich der Suche nach einem wirksamen Impfstoff gegen das SARS-CoV-2-Virus. Zwischen Goldgräberstimmung und Verzweiflungsaktionismus bedarf es einer ruhigen, klaren, sachlichen Erklärung und Einordung.

So funktioniert Impfen

Aktuell habe ich als Immunologe und Toxikologe viel Aufklärungsarbeit zu leisten, wissenschaftlich saubere Information zu liefern, das ist mir ein großes Anliegen. Zumal man derzeit verstärkt den Eindruck hat, dass Sachlichkeit und Fachlichkeit aufgrund des übermächtigen Einflusses der Politiker auf die Wissenschaft abhandengekommen sein mögen.[37]

Im Folgenden geht es um Impfverfahren und Impfstrategie und dabei natürlich speziell um den fieberhaft gesuchten Impfstoff gegen SARS-CoV-2. Eine millionenfache vorsätzliche Körper-

Impfen oder nicht impfen? Das ist die Frage

verletzung oder das Bezwingen der Pandemie, hier scheiden sich die Geister.

Aus meiner Sicht sind Impfungen eine der größten medizinischen Errungenschaften, die wir in der Neuzeit haben. Sie haben uns vor vielen schweren Krankheiten bewahrt. Die Bereitschaft der Menschen, sich impfen zu lassen, ermöglichte es zum Beispiel, die Pocken ausrotten zu können. Als Impfstoffe dienten – wie oben im historischen Abriss beschrieben – abgetötete oder abgeschwächte Bakterien oder Viren. Diese »Erreger« hatten die Aufgabe, einen Menschen zu infizieren. Bei den Pocken waren es die Kuhpocken. Durch die »Umleitung« über das Tier, die Kuh, wurde der Erreger abgeschwächt, attenuiert. Eine Attenuierung ist also die gezielte Verminderung der krank machenden Eigenschaften eines Erregers bei gleichzeitiger Erhaltung seiner Vermehrungsfähigkeit und seiner immunologischen Kompetenz.

Ein Beispiel: Bei der Influenza sind es Influenzaviren, die über das Hühnerei angezogen und dann auch abgeschwächt werden, um den Menschen zu infizieren. Durch die Impfung erfolgt die Infizierung mit dem geschwächten Erreger. Unser Immunsystem wird also mit diesem »Erreger light« konfrontiert und lernt, wie es sich vor diesem schützen kann, ohne Schaden zu nehmen. Es handelt sich sozusagen um eine Probe für den Ernstfall oder um eine Versicherung vor einem Schadensereignis. Ein Ernstfall wäre – um beim obigen Beispiel zu bleiben – die tatsächliche Infektion mit dem Influenza-Erreger, von Mensch zu Mensch über eine Tröpfcheninfektion.

Da unser Immunsystem lernfähig ist, ist diese Methode der leichten Infizierung das Prinzip der Impfung, wie wir sie seit vielen Jahren erfolgreich durchführen. Was derzeit oft verwechselt wird, aber ein wesentlicher Unterschied ist: Infektion ist keine Erkrankung! Der Geimpfte ist infiziert, aber er soll nicht erkranken, also keine Pathologie entwickeln. Und ein positiver PCR-Test, der ja nur einen Genschnipsel des Virus nach millionenfacher Vervielfältigung molekularbiologisch nachweist, ist nicht mit einer Infektion gleichzusetzen. Es »zwickt« vielleicht ein wenig an der Einstichstelle, es kann zu einer leichten Schwellung kommen, auch leichtes Fieber als Zeichen der Immunreaktion tritt auf. Das ist aber auch schon alles. Es darf kein klinisches Bild entstehen, geringfügiges Fieber ist als Nebenwirkung bei der Applikation in einen ja bislang gesunden Menschen gerade noch akzeptabel.

Das Impfthema hat in letzter Zeit für viel Unruhe gesorgt. Deswegen präsentiere ich hier noch einmal eine ausführliche Darstellung. Bevor wir jedoch intensiv in die Thematik einsteigen, vorab ein Vergleich: Eine Impfung ist wie eine Versicherung. Inwiefern das? Eine Versicherung schließe ich ab, um einen möglichen Schaden in der Zukunft auszuschließen beziehungsweise so gering wie möglich zu halten. Dabei wäge ich ab, ob ich diese Versicherung wirklich brauche, ob sich der Einsatz und die Kosten der Prämie lohnen.

Wenn ich zum Beispiel in San Francisco lebe, ist es sinnvoll, mich gegen Erdbebenschäden zu versichern. San Francisco liegt in einem seismisch sehr aktiven Gebiet. Die Region wurde in der Vergangenheit immer wieder – und für die Zukunft sind die Prognosen ähnlich düster – von mittleren bis schweren Erdbeben heimgesucht. Ich muss also damit rechnen, dass ich betroffen sein könnte, Gebäude- und Sachschäden entstünden, wenn

Impfen oder nicht impfen? Das ist die Frage

nicht sogar Schlimmeres. Daher sorge ich vor und schließe eine Versicherung ab, die Erdbebenschäden übernimmt. Lebe ich allerdings in Berlin, ist der Abschluss einer Erdbebenversicherung nicht sinnvoll, denn Berlin ist kein gefährdetes Gebiet. Bezogen auf meine Situation, meine Konstitution und meine Infrastruktur wäge ich also genau ab, welche Versicherungen für mich notwendig sind, ja sogar lebenserhaltend sein könnten.

So ist es auch mit der Impfung. Eine Impfung, zum Beispiel gegen Cholera, ist eine Vorsorgemaßnahme. Wenn ich in einem Cholera-Risikogebiet lebe oder dorthin einreise, lasse ich mich impfen, um diese schwere Erkrankung nicht zu bekommen. Bei einer Infektion mit dem Cholera-Bakterium kommt es zum Beispiel in kürzester Zeit zu heftigen Durchfällen. Diese führen unbehandelt zu einem schweren Flüssigkeitsverlust, sodass viele Menschen durch Austrocknung an Cholera sterben. Ähnlich wie bei dem Abschluss einer Versicherung nehme ich also auch bei einer Impfung eine Risikobewertung vor, denn die Impfung darf nie gefährlicher sein als die etwaige Erkrankung selbst. Einer Impfung soll also immer eine sorgfältige Abwägung vorausgehen: Wie hoch ist mein Risiko, dass ich ernsthaft erkranke? Inwieweit kann mich eine Impfung »absichern«? Welche Impfung ist für mich – in meinem persönlichen Kontext – sinnvoll? Diese Fragen sind individuell zu beantworten, am besten unter fachkundiger ärztlicher Beratung.

Die Impfung hat den Zweck, den Impfling zu infizieren, aber nicht krank zu machen. Die Impfung soll unser Immunsystem nur schulen, es aber nicht überlasten. Das mag zunächst paradox erscheinen, aber genau dies ist der Weg, einer wirklich ernsthaften Krankheit, auch mit drohendem tödlichem Aus-

So funktioniert Impfen

gang, zu entgehen. Wir haben das weiter oben bereits aufgezeigt. Die Impfung als vorbeugende Maßnahme also. Die SARS-CoV-2-Viruserkrankungen zählen übrigens nicht zu den extrem gefährlichen, tödlichen Krankheiten – wie dies zum Beispiel Ebola oder das Denguefieber sind.

Was jedoch genau zu betrachten und zu berücksichtigen ist, das sind mögliche Nebenwirkungen und Risikobewertungen. Dies ist Aufgabe der Immunologen, Virologen und Toxikologen, also jener Wissenschaftler, die »vom Fach« sind. Wem sind Impfungen anzuraten? Es können in jedem Fall nur gesunde und keinesfalls bereits erkrankte Menschen geimpft werden. Und zwar die gesunden Menschen, die möglicherweise mit einer konkreten, gefährlichen Infektion in Berührung kommen könnten und in Folge eine ernsthafte Erkrankung erleiden müssten. Polio (Kinderlähmung) ist so ein Beispiel: Wir impfen gegen Polio, weil wir wissen, wie gefährlich diese Erkrankung und wie hoch die Gefahr einer Infektion ist. Für den Arzt bedeutet das, genau einzuschätzen und abzuwägen, dass seinem Patienten durch den Impfstoff nicht etwa unverhältnismäßige und lang anhaltende Schädigungen widerfahren. Ein hoher Sicherheitsmaßstab ist hier anzulegen, denn es sind ja gesunde Menschen, die einen Impfstoff bekommen.

Ein weiteres Beispiel: Rabies (Tollwut). Tollwut ist eine lebensbedrohliche Viruserkrankung, die vom Tier auf den Menschen übertragen wird, meist durch den Biss von an Tollwut erkrankten Säugetieren (zum Beispiel Hunde oder Füchse). Eine rasch nach dem Biss erfolgte Impfung kann verhindern, dass der Tollwut-Erreger ins Gehirn wandert. Ist die Krankheit erst einmal ausgebrochen, verläuft sie tödlich.

Impfen oder nicht impfen? Das ist die Frage

Wenn ich also eine Reise anstrebe in Gebiete, wo immer wieder Fälle von Tollwut bei Tieren auftreten, und die Gelegenheit einer kurzfristigen Impfung nicht sicher gegeben ist, bin ich gut beraten, mich im Vorfeld gegen diese Viruserkrankung impfen zu lassen. Die Reise liegt in der Zukunft, die Impfung erfolgt in der Gegenwart. Wieso bin ich dann trotzdem geschützt? Was passiert mit meinem Organismus?

Tatsächlich findet dort eine Auseinandersetzung statt: Das Immunsystem reagiert gegen den Tollwut-Impfstoff und baut eine Immunantwort auf, die mich eben zukünftig – bei etwaigem Biss – schützen könnte. Bin ich dann Wochen später nach der Impfung unterwegs und werde tatsächlich von einem verwilderten Hund gebissen, so ist dies trotz Impfung natürlich sehr schmerzhaft und es bedarf einer Wundbehandlung, aber die Gefahr der schwerwiegenden, gar todbringenden Tollwuterkrankung ist gebannt.

Für einen jungen Menschen ist es unproblematisch, durch eine Impfung einen Immunschutz, eine Immunantwort aufzubauen. Für Ältere, deren Immunsystem – salopp gesagt – etwas »träger« geworden ist, beziehungsweise deren Immunsystem anderweitig beschäftigt ist, kann eine solche Impfung dagegen risikoreicher sein.

Ein weiterer Parameter, der in die Risikobeurteilung und -bewertung mit einbezogen werden muss, ist die Umgebung, die Situation, in welcher die Impfung erteilt werden soll. Hierzu ein Beispiel, das direkt mit Corona zusammenhängt.

Die Stadt Bergamo in der Lombardei, Italien, hatte im Frühjahr 2020 unzählige Tote zu beklagen – wegen Corona. Wir haben daraufhin recherchiert, wie das geschehen konnte, welcher Art die Umstände waren. Tragischerweise kam es zu einer folgenschweren Duplizität. Im Januar 2020 wurden in Bergamo etwa 35 000 Personen zwangsweise gegen Meningokokken geimpft. Meningokokken sind Bakterien, die beim Menschen den Nasen-Rachen-Raum besiedeln und Hirnhautentzündung auslösen können.

Die Hirnhautentzündung/Meningitis zeigt eine gefährliche Symptomatik, sie kann einen lebensbedrohlichen Verlauf nehmen. Es ist also eine sehr schwerwiegende Erkrankung, die – wenn unbehandelt – tödlich enden kann. Es bedarf jedoch wie vor jeder Impfung einer intensiven Anamnese, denn bei begleitenden Infektionen kann die Meningokokken-Impfung auch gefährliche Nebenwirkungen hervorrufen. Daher ist die Impfung mit Vorsicht zu betrachten. Gefährlich ist die Impfung also besonders dann, wenn begleitende Infektionen schon vorhanden sind oder auftreten können. Deshalb vermeidet man Meningokokken-Impfungen in einer Situation, in der bereits Grippeviren grassieren. Dies war in Bergamo der Fall: 35 000 Personen wurden gegen Meningokokken geimpft. Offenbar sind viele von ihnen dann aufgrund parallel auftretender Virusinfektionen, sei es nun an Corona oder Influenza, gestorben. Das war einer der Gründe, weshalb in Bergamo eine so hohe Anzahl an »Corona-Toten« zu beklagen war.

Gerade ältere und immungeschwächte Menschen sowie Personen, die bereits eine andere Infektion haben, dürfen nur dann geimpft werden, wenn eine äußerst genaue Anamnese durchgeführt wurde. Selbst bei jungen Menschen muss darauf geachtet werden, dass sie zum Zeitpunkt der geplanten Impfung keinen grippalen Infekt haben, weil diese Impfung ansonsten mehr Schaden anrichten als Nutzen bringen könnte.

Die Impfung ist im Übrigen nicht zu vergleichen mit einem Arzneimittel, das einem kranken Menschen verabreicht wird. Das unterliegt einer anderen Risikobewertung. Bei der Arznei, die ich einem Kranken verordne, nehme ich unter Umständen auch stärkere Nebenwirkungen (Haarausfall, Durchfälle, Übelkeit) in Kauf. Denn in diesem Fall geht es elementar darum, das Leben des schwer Erkrankten, zum Beispiel das eines Tumorpatienten, zu verlängern oder zu retten.

Wir sehen also, dass eine sorgfältige, wissensbasierte Vorgehensweise – unter Berücksichtigung aller relevanten Faktoren – unabdingbar dafür ist, dass die Impfung Segen bringt und nicht Verderben.

Von der Entwicklung zur Zulassung – eine kritische Betrachtung

Wie werden Impfstoffe eigentlich hergestellt? Was so einfach scheinen mag, ist in Wirklichkeit ein sehr langwieriger, schwieriger und auch kostspieliger Prozess, den wir am Beispiel der Grippeschutzimpfung nochmals genauer beleuchten mögen.

Der Impfstoff, der uns derzeit zur Verfügung steht und mit dem 2020 geimpft wurde, hat seine Ursprünge im Jahr 2018, frühestens 2019. Ist der nicht längst »abgelaufen«, und warum gibt es keinen »frischen« Impfstoff? Tatsache ist, dass wir nie einen aktuellen Impfstoff haben. Grippeviren ändern sich in der Oberfläche ganz häufig, und so könnte man doch erwarten und hoffen,

Von der Entwicklung zur Zulassung – eine kritische Betrachtung

den Impfstoff eines aktuellen Grippevirus zu erhalten, das eben gerade aktiv ist. Doch leider ist dies nicht der Fall. Das liegt nicht etwa daran, dass die Forscher nicht wüssten, wie der 2020-Influenza-Erreger ausschaut. Vielmehr nimmt die Herstellung des Impfstoffs eben sehr viel Zeit in Anspruch. Die Produktion von sogenannten abgeschwächten Erregern ist sehr aufwendig.

Hierzu müssen unzählige bebrütete Hühnereier mit viel Aufwand infiziert und aus diesen im Anschluss die so gezüchteten Viren wieder isoliert werden. Im nächsten Schritt werden die auf die oben beschriebene Art gewonnenen Viren nochmals abgeschwächt. Dies erfolgt dann wieder über das Hühnerei oder über andere Mechanismen. Ein Produktionsprozess, der mindestens 1–2 Jahre dauert, bis der Impfstoff dann schlussendlich nach sorgfältiger Überprüfung und Testung zur Verfügung steht.

Es geht ja dabei nicht um die reine Herstellung, sondern vor allem um die Validierung, um die Überprüfung auf Praxistauglichkeit. Kann der Impfstoff letztlich überhaupt die klar definierten pharmakologischen Vorgaben erreichen? Nebenwirkungen und Risikofaktoren gilt es sorgfältig zu überprüfen, in Studien zu verifizieren und zu validieren. Dadurch entsteht immer Zeitverzug. Es gehen schnell 2 Jahre ins Land, bis dieser Prozess zu einem für die zu Impfenden akzeptablen wissenschaftlichen Ende kommen kann. Doch damit ist der Vorgang noch nicht abgeschlossen.

Jetzt kommt der mindestens ebenso schwierige wie zeitaufwendige regulatorische Part der Zulassung des Impfstoffes. Eine Reihe von Gesetzen, Verordnungen, Richtlinien – Guidelines, wie die Wissenschaftler sagen – sind einzuhalten bei der Zulassung von Impfstoffen, ebenso wie für Arzneimittel und Me-

Impfen oder nicht impfen? Das ist die Frage

dizinprodukte. Diese Richtlinien sind europaweit einheitlich und über das ICH (*The International Council for Harmonisation of Technical Requirements for Pharmaceuticals for Human Use*) auch weltweit verbindlich.

Die Europäische Arzneimittel-Agentur EMA (*European Medical Agency*)[38] mit Sitz in Amsterdam befindet über die Zulassung von Arzneimitteln und Impfstoffen und gibt dann dem europäischen Parlament die Empfehlung, dass zum Beispiel ein bestimmter Impfstoff zugelassen werden soll. So sieht es die rechtliche Vorgabe vor. Die entsprechenden Regularien dazu sind in den letzten 70 Jahren ausgearbeitet und zum Schutz aller Patienten differenziert und verfeinert worden. Die Guidelines werden also immer wieder überprüft und angepasst, um den neuen Anforderungen Rechnung zu tragen, insbesondere auch der Sicherheit der Impfstoffe und damit der Sicherheit gesunder Menschen. Das Regelwerk muss immer in Bewegung bleiben. Es gilt, mit der neuesten Forschung mitzuhalten, neue Erkenntnisse zu integrieren und Veränderungen und Erfahrungen zu berücksichtigen.

Die Impfstoffe dürfen auf der einen Seite keinen Nachteil für den Menschen darstellen, sie müssen aber auf der anderen Seite auch wirksam sein. Die Behörden stehen damit vor einer äußerst schwierigen und komplexen Aufgabe, in der sie herausgefordert sind, viele Aspekte ausgewogen in ihrer Entscheidung zu würdigen und abzuwägen. Die Impfstoffentwickler bewegen sich da tatsächlich auf schmalem Grat: hohe, zuverlässige Wirksamkeit – aber natürlich ohne starke oder gar gefährliche Nebenwirkungen! Rötungen der Haut, lokal im Bereich der Darreichung, leicht erhöhte Temperatur – das kann akzeptiert werden. Denn daran sehen wir, dass das Immunsystem arbeitet – was es ja auch soll! Weitere gravierendere Nebenwirkungen wie autoimmune Phänomene oder neurologische Schädigungen sind nicht nur nicht erwünscht, sondern ganz klar verboten.

In einem äußerst komplizierten regulatorischen Prozess, der mindestens 5 Jahre für einen bekannten Impfstoff in Anspruch nimmt, müssen die Wissenschaftler, die Hersteller, zeigen, dass dieser Impfstoff wirkt – und vor allem, dass er sicher ist und für den Menschen keine Gefahr besteht. Eine ganze Phalanx von Vorschriften, Guidelines und Gesetzen begleitet diesen Prozess. Die Einhaltung dieser Regularien ist die Voraussetzung für die Zulassung des Impfstoffs.

Aus der Erfahrung heraus lässt sich festhalten, dass es nur ganz wenige Produkte sind, die zugelassen werden. Der Großteil der »Anwärter« fällt wegen Sicherheitsmängeln durch und erhält keine Zulassung.

Beim Prüfungsvorgang im Vorfeld der Zulassung von Impfstoffen und Arzneimitteln sind eine Vielzahl unterschiedlicher Behörden beziehungsweise Bundesinstitute involviert. So ist zum Beispiel das Paul-Ehrlich-Institut (PEI) europaweit eines der führenden Institute, welches sich mit Impfstoffen beschäftigt.[39] Das PEI wird immer wieder herangezogen mit seiner Fachexpertise, um regulatorische Vorgänge zu überprüfen, Genehmigungen einzuleiten und insbesondere auch für klinische Prüfungen im Rahmen einer Impfstoffentwicklung. Zudem berät und unterstützt das PEI die EMA bei der Zulassung und kann diese dann entsprechend fördern oder auch ablehnen.

Vielen Bürgern ist nicht bekannt, dass das Paul-Ehrlich-Institut ein Bundesinstitut ist und somit auch der Bundesregierung un-

Impfen oder nicht impfen? Das ist die Frage

terstellt ist. Das PEI agiert im Bereich der Bundesoberbehörde im Geschäftsbereich des Bundesministeriums für Gesundheit.

Ebenso verhält es sich mit dem Robert Koch-Institut (RKI)[40], derzeit mit Dauerpräsenz in den Medien. Das RKI ist für Infektionsfragen zuständig und die zentrale Einrichtung der Bundesregierung auf dem Gebiet der Krankheitsüberwachung und Prävention. Kernaufgabe des RKI ist aktuell die kontinuierliche Erfassung der »Corona-Situation«, die Bewertung der Daten, der Transfer der Information an die Öffentlichkeit.

Das Paul-Ehrlich-Institut und das Robert Koch-Institut sind also beide der Bundesregierung direkt unterstellt.

Robert Koch (1843–1910), der Namensgeber des Instituts, gilt als Mitbegründer der Mikrobiologie. Für die Entdeckung der Tuberkulose-Bazillen erhielt Robert Koch 1905 den Nobelpreis für Medizin. Koch leitete das 1891 gegründete »Königlich Preußische Institut für Infektionskrankheiten«. Unter seiner Ägide zählte das Institut zu den ersten biomedizinischen Forschungsstätten weltweit. Ganz Wissenschaftler und Forscher seiner Zeit, begab sich Robert Koch jedes Jahr für mehrere Monate auf Expeditionen, um Tropenkrankheiten zu erforschen, allen voran die Malaria und die Schlafkrankheit.

Robert Koch war es äußerst wichtig, Menschen vor gefährlichen Infektionen zu schützen, ihnen mit diesem Schutz aber nicht zu schaden. Daher wäre er nie auf die Idee gekommen, gesunde Menschen in Quarantäne zu nehmen oder sie gar mit Masken herumlaufen zu lassen.

Doch zurück – oder eher voran! – zum Zulassungsprozedere. Hier unterscheiden wir drei Kategorien.

104

Von der Entwicklung zur Zulassung – eine kritische Betrachtung

→ Als Erstes nennen wir die Zulassung eines Impfstoffes, der in einer ähnlichen Version schon vorhanden und schon bekannt ist. Das nennen wir dann eine bezugnehmende Zulassung.

→ Die zweite Kategorie beschreibt die Zulassung eines Impfstoffs, der völlig neu ist in seiner Anwendung.

→ Die dritte Kategorie schließlich betrifft eine komplett neue Impfstrategie, zum Beispiel eine mRNA-Impfung.

Wir sehen die großen Unterschiede und können jetzt schon erahnen, dass sich diese auch auf das benötigte Zeitkontingent bis zur Zulassungserteilung niederschlagen werden. Bei Impfstoffen, die schon etabliert sind, wie etwa der Impfstoff gegen Grippe/Influenza aus dem Jahr 2017 im Vergleich zum Impfstoff gegen Influenza aus dem Jahr 2020, gelingt es, eine bezugnehmende Zulassung zu erhalten. Es ist gut nachvollziehbar, dass dies normalerweise ziemlich problemlos funktioniert, denn es gibt bereits viele bekannte Größen: Man kennt die Zusammensetzung des Impfstoffes, die Verunreinigungen und seine Wirkweise. Bekannt sind die Pharmakokinetik, die Verteilung des Impfstoffes im Körper, und die Pharmakodynamik, das ist seine Wirkweise auf das Immunsystem. Ein guter alter Bekannter, könnte man fast sagen. In so einem Fall ist eine Zulassung tatsächlich schnell möglich. »Schnell« bedeutet in diesem Kontext: innerhalb eines Jahres!

Wie sieht es nun bei folgendem Szenario aus: Es handelt sich um einen unbekannten Impfstoff, um einen Impfstoff gegen eine unbekannte Krankheit, allerdings mit der gleichen Impfstrategie, also zum Beispiel einem attenuierten Lebendimpfstoff.

Impfen oder nicht impfen? Das ist die Frage

Auch hier kann die Behörde gemeinsam mit dem Hersteller eine bezugnehmende Zulassung anstreben.

Alle suchen derzeit fieberhaft nach einem Anti-SARS-CoV-2-Impfstoff. Argonauten auf der Suche nach dem Goldenen Vlies. Das Goldene Vlies war das Fell eines goldenen Widders, der fliegen und sprechen konnte. Diese Analogie zur griechischen Mythologie sei erlaubt, haftet unserer Zeit in der Pandemie doch etwas Endzeitliches, Mythologisches an. Auf der Suche nach einem Wunder.

Aber zurück zur Anti-Corona-Impfstoffentwicklung! Wenn wir einen Impfstoff herstellen könnten und zulassen würden, der ähnlich hergestellt oder zugelassen wird wie oben bei Influenza beschrieben, dann könnte das Verfahren recht zügig vonstattengehen. Eine Produktionszeit von 1 bis 2 Jahren wäre denkbar, die klinische Erprobung ebenfalls bezugnehmend wie die Zulassungszeit, dann hätten wir Ende 2023 einen »Corona-Impfstoff« auf herkömmlicher Basis. Aber so einfach ist es leider nicht, oder besser, Panik und Politik drängen wie bei den Masken autoritär und rechthaberisch auf schnellere Lösungen, die keinesfalls besser sind.

Denn wenn ich eine völlig neue Impfstrategie mit einer völlig neuen Art zu impfen entwickeln möchte – wie zum Beispiel die mRNA-Impfung – dann sind wir bei einem Zeitraum von 8 bis 10 Jahren. Der Idealfall wäre, dass von der ersten Entdeckung des Impfstoffs, dem »Hit«, über die Entwicklung bis hin zur Zulassung jedes Experiment wunschgemäß ausgeht, alle klinischen Prüfungen problemlos verlaufen und keine Überraschungen in der Entwicklung stattfinden. Diese Prognose ist jedoch aus langjähriger Erfahrung nicht realistisch.

Impfstoffentwicklung – ein langer Prozess

Wieso dauert es eigentlich so viele Jahre, bis ein Impfstoff »am Markt« ist?

Hier ein Einblick in das übliche Prozedere bei einer Impfstoffentwicklung, um klarzustellen, woraus das erforderliche Zeitkontingent resultiert. Es beginnt immer mit der präklinischen Entwicklung, mit all dem, was sich vollzieht, bevor der Mensch mit ins Spiel kommt. Was findet da im Vorfeld statt? Es sind regulativ vorgeschriebene Studien an Zellkulturen, dann auch an Tieren, um dort frühzeitig zu zeigen, wie die Verteilung des Impfstoffs im Körper ist. Das Wichtigste ist die Sicherheit. Erst im zweiten Aspekt wird nach der Wirkung gesehen. Es wird im Tierexperiment geimpft, um herauszufinden, mit welchem Testsystem man den Erfolg der Impfung nachweisen und welchen Wirkungsnachweis man durchführen kann.

Diese präklinischen Untersuchungen dauern bei einem neuen Wirkprinzip wie der mRNA-Impfung in der Regel 3–4 Jahre, je nachdem, wie oft die Studie wiederholt werden muss, bis die Vorgaben erfüllt sind. Erst danach erfolgt die Genehmigung dafür, dass ein erstes Experiment am Menschen stattfinden darf. Das nennt man Phase-1-Studie, mit nur einer geringen Anzahl an Probanden, etwa zwanzig bis dreißig. Bei Impfstoffen mit besonderer Notwendigkeit darf diese Phase nach der Präklinik verkürzt werden, dann werden in einer kombinierten Phase 1/2 etwa 100–200 Menschen geimpft.

Diese 100–200 Probanden bekommen nun den Impfstoff, werden aber nur kurzfristig nachuntersucht, und es wird geschaut,

Impfen oder nicht impfen? Das ist die Frage

welche kurzfristigen, also akuten Nebenwirkungen in dieser relativ kleinen Gruppe von Probanden beobachtet werden können. Treten Fieber oder andere Nebenwirkungen auf?

Auf Langzeitwirkungen kann man während dieser 1/2-Phase noch gar nicht achten. Wenn die akuten Nebenwirkungen bereits jetzt zu groß sind, dann bedeutet das schon das Ende des Impfstoffs. Sind die Nebenwirkungen vertretbar, vielleicht nur eine Rötung der Haut an der Einstichstelle, dann kann man zunächst einmal weitermachen, aber natürlich weiterhin mit hohem Risiko. Deshalb gehen wir jetzt in die Phase 3 der klinischen Studien.

Die Phase-3-Studie nennt man auch Blind- oder Doppelblind-Studie. Dies bedeutet, dass randomisiert die Hälfte der Probanden den Impfstoff erhält; die andere Hälfte bekommt ein Placebo verabreicht. Weder der Arzt noch der Proband wissen, wer nun den tatsächlichen Impfstoff bekommen hat und wer das Placebo. Diese Vorgehensweise soll davor schützen, dass Daten so interpretiert werden, wie man es erwartet. Durch die Situation mit der Placebo-Gruppe kann man tatsächlich völlig neutral und rein statistisch die Wirksamkeit und vor allem auch die Sicherheit des Impfstoffes bewerten.

Eine Nachbeobachtungszeit bei diesen Impfstoffen liegt in der Regel bei 2–4 Jahren. In diesem Zeitraum etwa kann man erkennen, ob tatsächlich auch Langzeitschäden auftreten können, sogenannte längerfristige Impfschäden. Diese Zeit braucht es, um zu zeigen, dass die Impfung dem Menschen wirklich nicht schadet, sondern ihm nur nutzt. Oberstes Prinzip ist immer die Sicherheit.

Impfstoffentwicklung – ein langer Prozess

Wenn man nun die Zeiterfordernisse von Präklinik, dann Phase-1-, -2- und -3-Doppelblind-Studien zusammenrechnet, kommt man insgesamt auf einen Zeithorizont von mindestens 8 Jahren. Erst nach 8 Jahren also – von der ersten präklinischen Untersuchung bis zur Zulassung des Impfstoffes – kann man den Menschen einen Impfstoff tatsächlich guten Gewissens zur Verfügung stellen. Nach 8 Jahren, nicht nach 8 Monaten! Dazu kommt noch der wissenschaftliche Austausch, die Überprüfung durch unabhängige Wissenschaftler, die nicht direkt an der Entwicklung des Impfstoffes beteiligt waren. Denn durch diesen wissenschaftlichen Diskurs, durch das Miteinbeziehen des vorhandenen, breiten Wissens ist einmal mehr die Sicherheit des Menschen gewährleistet. Meinungsvielfalt statt Konkurrenzdenken. Dies gilt für einen Impfstoff in gleicher Weise wie für die kontroverse Diskussion zum Thema Maske.

Dass derzeit Meinungsvielfalt nicht überall hoch im Kurs steht, ist sehr bedauerlich und auch fahrlässig – nicht nur im Kontext der Impfentwicklung. Wenn Interviews mit kritischen Ansätzen – so geschehen bezüglich eines von mir gegebenen, wissensbasierten Interviews bei Langemann-Medien – plötzlich nicht mehr auffindbar, nicht mehr öffentlich zugänglich sind, dann ist das ein Beispiel für fehlende Meinungsvielfalt. An dieser Stelle widmen wir uns einem Phänomen, das die Leserschaft im Jahr 2020 verfolgen konnte und welches meiner Auffassung nach einer Form von Zensur gleichkommt.

Der respektvolle, interdisziplinäre und wissenschaftliche Austausch ist in einer freiheitlich gelebten Demokratie von grundlegender Bedeutung, ja er ist ein Indikator dafür, wie sich gelebte Demokratie zeigt und wie sie Bewertungen zulässt. Dieser Dis-

Impfen oder nicht impfen? Das ist die Frage

kurs findet inzwischen vermehrt im Internet über Social Media statt und kann über diese Medien einer breiten Öffentlichkeit zugänglich gemacht werden. Gedruckte Publikationen geraten mehr und mehr in den Hintergrund. Jene Kanäle, die zunehmend als Quelle der Informationsbeschaffung gelten, müssen sich selbstverständlich von zum Beispiel jugendgefährdenden oder kriminellen Inhalten distanzieren und dürfen solchen Inhalten auch von vornherein keine Plattform bieten. Im Zusammenhang mit dem Diskurs und den Informationen zu Covid-19 lässt sich jedoch ein angemessener und sachlicher Umgang seitens der Betreiber oftmals nicht feststellen.

Vor diesem Hintergrund möchte ich an dieser Stelle die »Richtlinie zu medizinischen Fehlinformationen über COVID-19« der weltweit größten Videoplattform YouTube betrachten.

→ »Auf YouTube sind keine Inhalte in Bezug auf COVID-19 erlaubt, die ein ernsthaftes Risiko erheblicher Gefährdung mit sich bringen.

→ Auf YouTube sind keine Inhalte erlaubt, die medizinische Fehlinformationen zu COVID-19 verbreiten, die im Widerspruch zu medizinischen Informationen der Weltgesundheitsorganisation (WHO) oder lokaler Gesundheitsbehörden stehen. Dies beschränkt sich auf Inhalte, die den Informationen der WHO oder lokaler Gesundheitsbehörden zu folgenden Themen widersprechen: Behandlung, Prävention, Diagnose, Übertragung.

→ Hinweis: Die Richtlinien von YouTube zu COVID-19 können sich ändern, wenn sich die zugrunde liegenden Informationen der weltweiten oder lokalen Gesundheitsbehörden zum Virus ändern. Diese Richtlinie wurde am 20. Mai 2020 veröffentlicht.«

(Zitat aus dem Update vom Mai 2020)[41]

Wenn dies die Grundlage für einen Diskurs darstellen soll, kann man daraus nur ableiten, dass der Informationsstand der WHO und der lokalen Behörden von YouTube oder ähnlichen Betreibern damit in den Status der Unfehlbarkeit gehoben wird und man sich zwangsläufig fragen muss, wie ausgewogen und verantwortungsbewusst dieser Informationsstand erworben wurde.

Wo stellt man sich dem öffentlichen Austausch zu wissenschaftlichen Kenntnissen, um die dringend benötigte Forschung und Weiterentwicklung zu fördern? Woraus leiten die verantwortlichen Stellen ihre Kompetenz ab, hier den Wahrheitsgehalt von Thesen und Belegen unilateral beurteilen zu können? Augenscheinlich stehen bei der Löschung eher wirtschaftliche Interessen und Abhängigkeiten von Geldgebern im Vordergrund und nicht die Aufklärung und die Bereitstellung von Informationen für eine mündige Bevölkerung.

Die Corona-Impfung: Segen oder Fluch?

Mit diesen wichtigen Hintergrundinformationen steige ich nun in die Coronavirus-Diskussion ein. Corona-Impfung: Segen oder Fluch?

SARS-CoV-2-Immunität durch eine baldige Impfung: Die Politik hat großen Teilen der Bevölkerung diesen Wunsch vermittelt, und so erhoffen sich die Menschen eine möglichst rasche Verfügbarkeit des »rettenden« Impfstoffs. Tatsache ist, dass es

Impfen oder nicht impfen? Das ist die Frage

gegen die Gruppe der Coronaviren, zu denen SARS-CoV-2 gehört, bis Ende Dezember 2020 keinen humanen Impfstoff gegeben hat. Woran liegt das? Warum gab es bis Dezember 2020 keinen einzigen Corona-Impfstoff für Menschen?

Bis dato waren Coronaviren für die Pharmaindustrie völlig uninteressant. Im Grunde könnten sie weiterhin völlig uninteressant bleiben, weil Coronaviren laut RKI und WHO (World Health Organization) für über 95 Prozent der Menschen keine lebensbedrohliche Erkrankung darstellen.

Wir konstatieren: Wir hatten erstens keinen Corona-Impfstoff, weil sich die Pharmaindustrie dafür nicht interessiert hat, und zweitens, weil die Herstellungsart, die wir vom Influenza-Wirkstoff her kennen, für Corona problematisch ist. Mit Hühnerei und abgeschwächtem Virus kommen wir hier nicht weiter. Aber der politische Erwartungs- und Erfolgsdruck ist gewaltig. Das große Warten auf den Impfstoff, auf Erlösung aus der Pandemie, bestimmt das Denken und Handeln. Ein Wunder muss her! Es locken Ruhm, Ehre, die Rettung der Welt – und ja, auch viel Geld.

So wird also flugs Neuland beschritten. Etwas bis dato nicht Dagewesenes muss entwickelt und auf eine völlig neue und bislang erfolglose Impfstrategie umgeschwenkt werden. Diese Strategie sieht so aus, dass aus dem Coronavirus Genbestandteile, Genschnipsel herausgeschnitten werden. Diese Genschnipsel werden dem Menschen in Form von mRNA verabreicht. Was ist das – mRNA? Das »m« steht für *messenger*, das bedeutet Bote. Unter RNA versteht man eine einzelsträngige Ribonukleinsäure, die genetische Informationen für den Aufbau eines Proteins in einer Zelle enthält.

Die Corona-Impfung: Segen oder Fluch?

Klingt kompliziert, und das ist es auch. Ganz vereinfacht ge-
sagt: Das Einbringen von »genetischem Geschnipsel« in unsere
Zellen bedeutet »lege artis« (nach den Regeln der – ärztlichen –
Kunst) gentechnologische Veränderung.

Ich hatte bereits angeführt, dass man nun auf eine alternative und bislang völlig unerprobte Impfstrategie setzt, um eine
SARS-CoV-2-Immunität zu erreichen. Die deutschen Unternehmen BioNTech und CureVac arbeiten an dieser Thematik,
CureVac übrigens schon seit vielen Jahren, ohne bislang dafür
eine Zulassung bekommen zu haben. BioNTech, die mit dem
amerikanischen Hersteller Pfizer zusammenarbeiten, haben im
November 2020 den Antrag auf Zulassung ihres Impfstoffs in
der EU (Europäischen Union) gestellt. Dieser Antrag wurde in
einer verdächtig rasanten Geschwindigkeit bis zur Zulassung im
Dezember »durchgewunken«.

Großbritannien hat weltweit Anfang Dezember als erstes Land
dem Impfstoff von BioNTech und Pfizer eine Notfallzulassung
erteilt, was von Boris Johnson als »fantastische Nachricht« gefeiert wurde (*Saarbrücker Zeitung* am 2. Dezember 2020). Fast
so, als habe man die Geburt eines neuen Thronfolgers im Vereinigten Königreich verkündet.[42]

Gerade die sogenannten Risikogruppen, also die Bewohner von
Alten- und Pflegeheimen, die oft unter Vereinsamung leiden,
unter dem generellen Alleingelassensein (nicht zuletzt bei der
Impfung), die sogar im Sterbeprozess ohne Begleitung sind, sollen nun die Ersten sein.

Die EU musste dagegen die Prüfung des BioNTech-Stoffes
durch die EMA (European Medical Agency) abwarten. Am

Impfen oder nicht impfen? Das ist die Frage

21. Dezember 2020 wurde die Entscheidung bekannt gegeben. Eine Entscheidung, die eben nicht auf einer wissensbasierten und vernünftigen Grundlage fundierte, sondern von den Regierungen der EU – allen voran Deutschland – vorgegeben war. Im weiteren Verlauf des Jahres 2021 soll dann die Entscheidung fallen über die Zulassung des Impfstoffs der großen US-Firma Moderna. Es wird also jetzt mit Hochdruck an Zulassungen gearbeitet, vor allem wohl in den politischen Kreisen.

Das macht mich doch etwas stutzig, denn weiter oben haben wir gesehen, dass es mehrere Jahre dauert, bis ein Medikament oder ein Impfstoff »reif« ist für die Zulassung. Und jetzt geht das innerhalb von wenigen Monaten? Wie ist es zu erklären, weshalb man gut bewährte Verfahren, die niemals Innovationen und Weiterentwicklung behinderten, so einschneidend abschwächt? Diese Verfahrensänderungen werden sich nicht nur auf Notfallpräparate, sondern auf die Zulassung von Produkten und deren Sicherheit generell auswirken.

Es ist Zeit, die neue Impfstrategie genau unter die Lupe zu nehmen. Wie funktioniert dieser Impfstoff – und noch interessanter: Was bewirkt er im Menschen?

Dass das Thema »Impfstoff für Corona« ein sehr ernstes ist, das ist uns allen wohl bewusst. Wie viel Hoffnung, Vertrauen und Lebensmut sind mit dem Wunsch verbunden, endlich einen Schutz vor SARS-CoV-2 zu bekommen. Dennoch erlaube ich mir, mit folgender Adaption, diesem Thema in Metaphern, mit Bildern und Gleichnissen zu begegnen. Denn manchmal ist es gerade der Humor, der Galgenhumor, der uns mutig und hoffnungsfroh bleiben lässt. Manchmal ist das Leben wie ein Kriminalfilm, und wir sind mittendrin.

Ein Krimi also, oder noch treffender, ein Spionage-Thriller.

Akteur 1 – der Bote: mRNA, auch messengerRNA genannt, ist Informationsträger und stammt aus der Retorte. Er ist ein genialer wie problematischer Imitator, denn er ahmt die genetische Information des Coronavirus nach. Sein Auftrag besteht darin, diese Information in Form von Genschnipseln in und dann vor allem auf die Zelle zu bringen. Das macht er nicht »zu Fuß«, sondern er bedient sich eines Carriers – eher ein LKW als ein Aston Martin! –, der ihn direkt in die Zelle hineintransportiert. Undercover. Das ist sehr gefährlich, denn er steht als Spion natürlich im Fadenkreuz. Daher der »kugelsichere« Transporter. In der Zelle sicher angekommen, soll die so übertragene Botschaft abgelesen werden.

Akteur 2 – das Ablesesystem. Dieses agiert stets in bekannten Systemen und liest normalerweise nur unsere Ribosomen, also das bekannte genetische Material. Nun soll es künstliches Virusmaterial – das als fremde mRNA eingeschleust wurde – ablesen und die Botschaft an die Zelloberfläche weitergeben, wo das Immunsystem es erkennen soll. Die Zellen, die so genetisch beeinflusst wurden, schmücken sich mit den Viruspartikeln, die sie auf ihrer Oberfläche zeigen.

Akteur 3 – das Immunsystem. Dieses ist vorsichtig und lässt sich nicht leicht übertölpeln. Es soll indes überlistet werden. Daher diese Idee mit dem »Trojanischen Pferd«. Das Immunsystem sieht also die Zellen mit den Viruspartikeln und versteht hoffentlich – wir wissen es nicht! – die Botschaft: »Diese Zelle ist böse, vernichte sie!«, und tut dies auch. Somit wäre der Auftrag erledigt. Das Immunsystem räumt auf und entwickelt Schutz-

Impfen oder nicht impfen? Das ist die Frage

mechanismen, falls noch mal solche »Kerle« daherkommen, und alles ist gut. Wirklich?

Zum dritten Akteur: Wer genau ist der Trojaner? Zweifel kommen auf, das Immunsystem wird hektisch, überreagiert, es entstehen autoimmune Phänomene, das Immunsystem richtet sich gegen uns selbst, und die Impfung verursacht mehr Schaden als Nutzen.

Übersehen hat man dabei auch, dass sich bereits während des Transports ein Genschnipsel heimlich und leise aus dem Gefährt befreit hat und nun unkontrolliert im System herumvagabundiert, sich ein neues Plätzchen sucht. Und da gerät die Sache aus dem Ruder, wird undurchsichtig, die Spuren verlieren sich. In welche Zellen geht denn nun das Virusmaterial, wie lange wird es abgelesen, wie kann die Ablesung beziehungsweise die Verwertung des genetischen Materials gestoppt werden? Wo genau setzt sich das fremde Material fest? Gefahr ist besonders im Verzug, wenn es sich am Ende an den Eizellen der Frau oder den Spermazellen des Mannes festsetzt. Unsicherheit macht sich breit. Wird es ein Happy End geben? Was, wenn nicht? Und wer ist der Held, der die Welt rettet? Cut! Schluss! Szenenwechsel.

Was hier als 007-Metapher begann, endet vermutlich nicht in der Kuschelecke mit Schampus und charmanter Begleitung. Aber jetzt ganz ohne »Bond, James Bond«: Weltweit gab es bis dato keinen einzigen Impfstoff, der auf RNA, messengerRNA, beruht.

Kurz zur Begrifflichkeit. Was bedeutet eigentlich RNA? Die Abkürzung steht für Ribonukleinsäure. A steht dabei für *acid* – das ist der englische Begriff für Säure. RNA wird im Deutschen auch

Die Corona-Impfung: Segen oder Fluch?

als RNS bezeichnet. Das S steht dann für Säure. Die RNA – oder RNS – ist wahrlich ein Multitalent und hat verschiedene Aufgaben und Funktionen in der Zelle. Zum Beispiel die Umsetzung von genetischer Information in Proteine oder die Regulation von Genen, oder sie fungiert in Form von mRNA eben als Informationsüberträger.

Und der Vollständigkeit halber: DNA steht für Desoxyribonukleinsäure. Auch hier steht das A wieder für *acid*, Säure. Im Deutschen heißt es dann entsprechend DNS, S steht für Säure. Ganz vereinfacht gesagt: Die DNA befindet sich in jeder einzelnen Zelle eines Lebewesens, ob Pflanze, Tier oder Mensch. Die DNA enthält den kompletten Konstruktionsplan für jedes Lebewesen, wie es aufgebaut ist und wie es funktioniert. Die DNA ist auch für die Herstellung der RNA zuständig. Man könnte die DNA fast ein wenig pathetisch als »Buch des Lebens« bezeichnen, als Matrize zur Ablesung und Herstellung körpereigener mRNA.

Nun wird mRNA künstlich in Muskelzellen eingeschleust, kein abgeschwächtes Virus, keine *standard operation procedures*. Man schwenkte um auf eine völlig neue Impfstrategie. Diese neue Strategie sieht so aus, dass aus dem Coronavirus Genbestandteile, Genschnipsel herausgeschnitten werden, die dann in unserem Organismus für die quasi »fabrikmäßige« Herstellung von Proteinen als Grundinformationen benutzt werden sollen. Fragt sich, ob diese Genschnipsel dafür ausreichen.

Ähnliches hat man schon einmal probiert bei der Impfentwicklung gegen Ebola. Ebola ist eine Infektionskrankheit, hervorgerufen durch Viren der Gattung Ebolavirus, erstmalig festgestellt 1976 in der Demokratischen Republik Kongo, in der Nähe des

Impfen oder nicht impfen? Das ist die Frage

Ebola-Flusses. Daher der Name Ebola. Bei Ebola handelt es sich um eine schwer verlaufende, meist tödliche Krankheit mit Fieber und Blutungen und einer extrem hohen Sterberate. Bis heute ist kein wirksames Heilmittel verfügbar. Damit zählt das Ebolavirus zu den gefährlichsten Erregern der Welt. Also eine vergleichsweise deutlich schwerwiegendere Erkrankung als Corona.

Bei der Impfentwicklung gegen das Ebolavirus hat man einen genetischen Schnipsel aus dem krank machenden Ebolavirus entnommen. Dieses Material wurde dann in ein weniger krank machendes Virus integriert und dem Menschen verabreicht. Man hoffte jetzt, dass dieses – weniger gefährliche – Virus die Zellen befällt, dass die »Ebola-Information« mit abgelesen wird und das Immunsystem lernt, wie es sich gegen eine Ebola-Infektion aufstellen muss – allerdings ohne dass der betreffende Mensch an Ebola erkrankt, das ist ein ganz wesentlicher Punkt.

Diese Idee, diese Strategie, gibt es also schon, aber letztendlich ist es im Fall von Ebola eine Gabe von geschlossenem, in sich geschütztem genetischen Material, und dieses transfizierte Virus wird dann, weil es ungefährlich ist, vom Immunsystem bekämpft und abgetötet. Das heißt, hier wissen wir ganz genau, dass die Information eben aus diesem Ebolavirus mit abgetötet wird und dass das Immunsystem seine Lektion gegen Ebola lernt. Dieses Prozedere hat einen Endpunkt, es ist also eine abgeschlossene, beendete Situation.

Im Fall Ebola geht es um eine Impfentwicklung, die noch über viele Jahre laufen wird. Entwicklung bedeutet hier, dass der Impfstoff noch nicht zugelassen ist, es jedoch klinische Prüfungen gibt und damit auch schon, im Versuchsstadium, die Anwendung am Menschen stattfindet. Von einer Zulassung sind wir noch weit entfernt, obwohl Ebola eine solch große Gefahr in sich birgt und eine Zulassung dringend notwendig wäre.

Bei der »State of the Art«-Impfstoffentwicklung, also beim neuesten Stand in der Impfentwicklung, handelt es sich ähnlich wie bei der Evolution um einen längeren Zeitraum aus Versuch und Irrtum. Dieser lässt sich, wie eine Schwangerschaft, nicht einfach abkürzen, egal, wie viel Geld im Spiel ist.

Diese Zeit haben wir aber nicht angesichts der Hysterie in den Medien um all die Toten. Da dauern Prozesse in gedanklicher Verbindung mit Evolution zu lange. Da werden Wissenschaftler, die sich diesem »Kampf gegen die Zeit« stellen, im Gegensatz sogar noch als Helden gefeiert.

Wie läuft das jetzt bei Corona mit der Impfentwicklung? Wir haben weiter oben schon festgestellt, dass im Falle der Herstellung eines Corona-Impfstoffes ein »sehr sportliches« Tempo vorgelegt wird. Seit »Wuhan« ist noch kein Jahr vergangen, und schon jetzt stehen in Deutschland Impfstationen bereit, um die Vakzine flächendeckend unters Volk zu bringen.

Eingriff in unser Genom?

Die Firmen CureVac und BioNTech operieren mit freier und künstlicher mRNA, also mit freiem genetischen Material. Es sind also keine winzigen Partikel von Viren, wie das bei den anderen Impfstoffen der Fall ist, sondern es ist ein »Kunstprodukt«. Der RNA-Impfstoff wird vollständig im Labor hergestellt. Diese mRNA hat über die Anordnung der Nukleotide eine exakte

Impfen oder nicht impfen? Das ist die Frage

Bauanleitung im Gepäck, eine Bauanleitung für Virusantigene. Wenn der Mensch dann geimpft und die mRNA auf den Weg gebracht wird, dann provozieren die mitgeschickten Antigene eine Immunreaktion im Körper, die den Geimpften gegen das Coronavirus immunisieren soll.

Diese Minipartikel werden über eine Trägersubstanz »transportiert«. Trägersubstanzen sind zum Beispiel Nanosomen, winzige Anhäufungen von Lecithinmolekülen oder Polyethylenglycol, die die Minipartikel sozusagen bis »vor die Haustüre« bringen, direkt in die Zellen. Dort werden die mRNA-Minipartikel dann abgelesen.

Zunächst einmal: Diese neue Impfstrategie ist natürlich eine hochspannende Angelegenheit, obwohl es weltweit vor Dezember 2020 noch keinen einzigen zugelassenen Impfstoff auf dieser Basis gab. Es handelt sich um einen Impfstoff auf Basis von Viren-mRNA (oder in anderen Fällen auch Viren-DNA), der über einen Vektor in eine menschliche Zelle hineintransportiert wird, um dann dort abgelesen zu werden. Ein Ansatz, für den es sich lohnt, in die Forschung, in die Impfentwicklung zu gehen. Mit dieser Methode wäre es nämlich relativ einfach, schnell genügend Impfstoff zu produzieren, denn genetisches Material lässt sich zügig herstellen. Es geht einfach, und es geht schnell, und das ist der Grund für diese neue Impfstrategie – nicht eine bessere Wirksamkeit, sondern eine schnelle Produktion, eventuell sogar auf Kosten der Wirksamkeit und der Sicherheit. Wie schon beim Thema Maske stellt sich auch hier die Frage nach der Risikoabwägung.

Oft werde ich nach Ergebnissen gefragt. Es ist ja getestet worden, und Menschen wurden nach dieser neuen Impfstrategie bereits geimpft. Ist diese Impfung eine sichere Sache? Schützt sie vor einer Corona-Infektion? Fragen wie diese brennen den Menschen unter den Nägeln.

Zum einen muss natürlich geschaut werden, ob das Transportieren viraler RNA in unsere eigenen Zellen eine Veränderung unserer genetischen Struktur herbeiführt – bis zu der Möglichkeit, dass sich diese mRNA verselbstständigt. Das ist die Aufgabe der Präklinik, alle Eventualitäten einer unerwünschten Wirkung zu erkennen und gegebenenfalls auszuschließen. Denn das erklärte Ziel bei dieser Vorgehensweise ist ja, dass unsere Zellen aus dem einzigen Grund virales Material produzieren sollen, um von unserer Immunabwehr erkannt und bekämpft zu werden. Zum anderen haben wir tatsächlich ein Problem, zu zeigen, ob diese Impfung wirklich funktioniert. Der Nachweis von Antikörpern wäre ein – wenn auch nur indirekter – Beweis dafür, dass die Impfung greift. Unser Immunsystem ist jedoch so ausgefuchst, dass es über viele verschiedene Wirkweisen verfügt. Eine zum Beispiel bestünde in zytotoxischen T-Zellen, die unsere virusinfizierten Zellen erkennen und abtöten. Diese Killerzellen sind zwar nur schlecht nachweisbar, spielen aber bei der Bekämpfung von Coronaviren nachweislich eine große Rolle.

Zurück zu den Antikörpern: Wenn man keine Antikörper nachweisen kann, heißt das nicht zwingend, dass es nicht funktioniert hat. Es kann eben auch sein, dass Killerzellen den Job erledigt haben. Dies ist ein generelles Problem, das man auch von anderen Impfungen kennt. Wenn wir zum Beispiel gegen Hepatitis impfen, dann gibt es immer wieder eine Reihe von Patienten, bei denen man keine Antikörper nachweisen kann, obwohl sie einen Schutz besitzen.

Impfen oder nicht impfen? Das ist die Frage

Was ist denn nun eigentlich das Gefährliche an diesem freien genetischen Material? Worin besteht die Problematik? Es handelt sich um Experimente an Menschen, an gesunden Menschen, denen wir etwas verabreichen, damit sie in Zukunft nicht krank werden. Das ist die erklärte Absicht einer Impfung.

Ich habe es oben bereits ausgeführt, halte es aber für so wesentlich, dass ich es hier noch einmal betone: Unsere Anforderungen an einen Impfstoff müssen um ein Vielfaches höher sein als die Anforderungen bei therapeutischen Behandlungen. Im Falle einer Therapie ist der Mensch bereits erkrankt, also kann und darf man in der Behandlung größere Nebenwirkungen und Risiken in Kauf nehmen, um Leben zu retten. Bei der Risikoabwägung für einen Impfstoff muss man dafür Sorge tragen, dass dieser den gesunden Probanden nur minimal schädigt. Das ist der Unterschied zwischen Vorsorge (Impfung) und Therapie (Medikamentengabe).

Nun zum Risikofaktor »genetisches Material«. Wie wir gesehen haben, funktioniert die »Corona-Strategie« mittels eines Transportsystems. Dieses System müsste absolut rein sein, zu 100 Prozent rein. Das ist es aber nicht, es ist verunreinigt. Wir sprechen zwar nur von einer etwa 1-prozentigen Verunreinigung, dennoch ist eine solche Präparation damit schon verunreinigt. Woher kommt das? Am Wirkmaterial, der eingebrachten RNA, liegt es nicht, die ist sauber herzustellen. Allerdings muss die RNA vor dem Abbau in unserem Organismus geschützt werden.

Unser Körper verfügt über sehr aktive Systeme, diese fremde RNA zu zerstören. Das ist nachvollziehbar, soll doch unser System vor »Eindringlingen« geschützt werden. Unser Organismus

Eingriff in unser Genom?

hat gelernt – in einem langen Lernprozess, der Evolution –, dass freie RNA, freies genetisches Material sofort über Enzyme abgebaut werden muss. Freies genetisches Material kann immer auftreten, wenn zum Beispiel eine Zelle zerstört wird. Das ist ein wichtiger natürlicher Mechanismus, um normale, gesunde Zellen zu schützen.

Wenn wir jetzt also eine RNA – im Labor – aus dem Coronavirus isolieren und eben nicht in ein anderes Virus zum Schutz und zur Abschwächung geben, sondern in einen Transportbehälter (zum Beispiel Nanosomen), dann muss dieser Transporter absolut dicht und widerstandsfähig sein, damit diese Virus-RNA geschützt in unsere Zellen gelangen kann – und nicht auf dem Weg dorthin schon abgebaut wird. Deshalb ist also die Verpackung immens wichtig, sie muss eine »sichere Fähre« sein. Dazu dienen Nanosomen oder Liposomen. Und eben diese sind aus unserer Erfahrung nur sehr schwierig absolut hochrein herzustellen. Warum aber ist diese absolute Reinheit überhaupt ein Thema? Unser Immunsystem ist sehr wachsam, es erkennt alles. Von daher ist also äußerste Vorsicht geboten, was wir dem System im Verbund mit einem genetischen Material anbieten.

Man kann sich vorstellen, dass dies toxikologischer Expertise bedarf, Genauigkeit, wissenschaftlicher Akribie und Zeit – viel Zeit. Allein aufgrund des Zeitfaktors kann meines Ermessens diese sorgfältige Expertise nicht zufriedenstellend eingesetzt worden sein. In der Zelle unbeschadet angelangt, soll dem Immunsystem sozusagen vorgemacht werden: »Hallo, hier ist eine Virusinformation, vernichte diese Zelle!« Und was passiert jetzt? Die so »eingeschleuste« Information könnte weitergegeben werden: Wenn die Zelle sich teilt, kann auch das genetische

Impfen oder nicht impfen? Das ist die Frage

Material des Virus mitgeteilt und verbreitet werden. Es muss der Nachweis geführt werden, dass die mRNA eben nicht ins Genom gelangt und weitervererbt wird. Das ist für diese fremde RNA nicht gezeigt worden, also besteht wenigstens der Verdacht. Folglich entstehen Zellen – was ja auch gewünscht ist –, die auf ihrer Oberfläche Viruspartikel exprimieren, »herausdrücken«. Das Immunsystem erkennt diese, lernt dagegen und baut einen wirksamen Schutz auf. Das wäre die optimale Situation.

Die bange Frage lautet nun: Inwieweit haben wir dieses genetische Material aus dem Virus tatsächlich im Griff? Was passiert mit dem eingebrachten Genschnipsel? Wir hoffen, dass der Schnipsel abgelesen wird, dass Proteine produziert und diese auf der Oberfläche der Zelle wieder gezeigt werden, sodass man eine virusinfizierte Zelle vorgaukelt. Nach dieser Aktion soll dieser Genschnipsel abgeschaltet sein und nicht mehr in Erscheinung treten. Doch tut er das tatsächlich?

Was, wenn sich außerhalb des Kerns weiterhin Genschnipsel tummeln? Geraten diese womöglich in die Muskelzellen oder gar in die Keimbahn? In die Eizelle der Frau, die Spermazelle des Mannes? Werden diese Genschnipsel am Ende mitvererbt, also an unsere Nachkommen weitergegeben? Fragen, die nicht ausreichend geklärt sind beziehungsweise überhaupt nicht geklärt wurden vor der Zulassung. Das alles können wir auch gar nicht wissen, weil es bislang so eine Art von Impfung, die den Genpool des Menschen beeinflussen kann, noch nicht gegeben hat.

Dies bedeutet also, ganz klar, eine gentechnologische Veränderung des Menschen. Unser Ablesesystem für unser genetisches Material soll nun fremdes Virusmaterial ablesen. Und bald werden mit dieser Methode, dieser Strategie, Millionen von Menschen geimpft werden! Das ist es, was vielen tatsächlich Angst macht. Abgesehen von der genetischen Veränderung ist genau zu beobachten und zu untersuchen, wie unser Immunsystem tatsächlich reagieren wird und innerhalb welchen Zeitraums. Die entscheidende Frage hierbei ist, ob das Immunsystem eventuell sogar überreagiert, in Form von Allergien oder sogar Autoimmunität.

Vor allem sind die Virusinformationen dort, wo sie gar nicht hingehören, nämlich tief im Muskel. Das Ziel von SARS-CoV-2 sind jedoch die Atemwegszellen. Ob die fremde eingepackte RNA den Weg zu den Atemwegszellen findet, ist völlig ungeprüft. Da fragt man sich unweigerlich, ob die Immunreaktion im Muskel am richtigen Platz im Körper stattfindet und tatsächlich vor einem schweren Infektionsverlauf schützen kann. Im Tierexperiment wurde diese Untersuchung jedenfalls nie durchgeführt. Das ist es, was uns Angst macht – und Angst machen sollte! Aber keine Angst, die uns lähmt und handlungsunfähig macht, sondern eine Angst, die in Aktivität mündet, in der Forderung nach weiterer und besserer Information und einer wissenschaftlich einwandfreien Vorgehensweise.

Wettstreit Impfstoff

Die Zeit titelt am 10. Dezember 2020 »Impfe und herrsche«.[43] Diese Überschrift lehnt sich an den lateinischen Spruch an: Divide et impera!, zu Deutsch: »Teile und herrsche!« Geteilt werden soll der Impfstoff – besser gesagt verteilt werden –, um dann daraus Macht abzuleiten. So die freie Interpretation der Titelwahl. In dem Zeit-Artikel geht es um das Wetteifern der Großmächte, das offenbar global drängendste Problem in den Griff

Impfen oder nicht impfen? Das ist die Frage

zu bekommen und dadurch Macht und Einfluss auszubauen. Bietet doch der Impfstoff geradezu geniale Möglichkeiten. Und wer hat die erfolgreichste Strategie – Europa, USA, Russland, China? Der russische Präsident hält sich noch vornehm zurück. Er will – so wird berichtet – seinen getreuen Ministern, Bürgermeistern, Ärzten und Lehrern den Vortritt lassen. Ab sofort könne geimpft werden, freiwillig und kostenlos.

Die russische Antwort auf SARS-CoV-2 heißt Sputnik V. Sputnik bedeutet »Weggefährte, Begleiter« und bezeichnet das Satellitenprogramm der ehemaligen Sowjetunion. Was 1957 mit dem Sputnik 1 begann – der Wettlauf um die Vormacht im All –, steht 2020 als Sputnik V in den Startlöchern im Wettstreit um den effektivsten Impfstoff. Zufällige Namensanalogie? Wohl kaum. Siebzig Impfstationen haben bereits ihre Arbeit aufgenommen, obwohl bezüglich der Sicherheitsstandards wohl noch Dokumentationen ausstehen. So fehle Testphase drei. Sputnik V, der Begleiter im Kampf gegen Corona nicht nur für Russland, sondern für die ganze Welt. Es lägen Bestellungen für mehr als 1,2 Milliarden Impfdosen vor, darunter von Mexiko, Indien, Brasilien und Nepal, um nur einige Länder zu nennen.

Vor einem halben Jahrhundert ging es um extraterrestrische Ziele: Raumfahrt und Mondlandung. So weit die Darstellung im oben erwähnten *Zeit*-Artikel. Jetzt – zu Corona-Zeiten – rückt der Wettkampf näher. Er wird streng genommen in den Laboren und den Zulassungsbehörden ausgetragen. Man könnte sagen, dort findet die Vorbereitung statt, der eigentliche Kampf passiert jedoch im Körper des Menschen. Die Politik spricht von Kampf und Krieg gegen Corona, die Opfer dieses Kampfes um Impfstoffe und Geld könnten die Menschen sein, in deren Körper die »Waffen« zum Einsatz kommen. Doch sind die eingesetzten Waffen – um in diesem Bild zu bleiben – verhältnismäßig, und ist dies die richtige Strategie, um den Krieg zu gewinnen und den Feind Corona zu besiegen? Im Grunde ist es ein perfider Kampf. Geht es noch um die Gesundheit der Weltbevölkerung oder nicht doch schon um die politische Vorherrschaft über die Menschen? Wer den rettenden Impfstoff als Erster in Händen hält, darf sich als Heilsbringer fühlen und will vermutlich auch als solcher behandelt werden. Dies erinnert unheilvoll an den Kalten Krieg der Großmächte.

Die Autoren des *Zeit*-Artikels führen weiter an, dass der chinesische Präsident Xi Jinping das Großvorhaben Impfstoff mit dem Begriff »Seidenstraße der Gesundheit« bezeichnet hat. 600 Millionen Impfstoffdosen stünden zur Verfügung – nicht nur für die Chinesen, sondern eben weltweit, vor allem auch für die Entwicklungsländer. Derzeit wird chinesischer Impfstoff klinisch geprüft, zum Beispiel für Argentinien, Pakistan und Indonesien. Geimpft wurden bereits Hunderttausende Chinesen – nennenswerte Nebenwirkungen wären nicht festzustellen, so die offizielle Lesart. Ob letztlich durch einen chinesischen Impfstoff der »Makel von Wuhan« ausgemerzt werden kann? Möglich wäre es, da viele Länder chinesischer Wissenschaft und Technologie viel zutrauen. Aber das gilt es abzuwarten. Die Zulassungen stehen noch aus, ganz im Gegensatz zu der offenbar völlig überhasteten Zulassung in Europa.

Und die USA? Seit Joe Biden im Januar 2021 ins Weiße Haus eingezogen ist, ist die Bekämpfung der Pandemie das vorherrschende Thema, aber auch nur eine von vielen Baustellen, die sein Vorgänger hinterlassen hat. An der erfolgreichen Eindäm-

Impfen oder nicht impfen? Das ist die Frage

mung von Corona jedoch wird man den neuen Präsidenten messen. Die Europäische Union hingegen setzt auf Multilateralismus und internationale Kooperation.

Die Politik erscheint bemüht, die Fehler aus der sogenannten ersten Welle nicht zu wiederholen. Damals sind internationale Lieferketten zusammengebrochen. Es herrschte große Knappheit an notwendigen Verbrauchsmaterialien wie Masken oder Handschuhen. Teilweise wurden von der Politik weltweit minderwertige Produkte aus zwielichtigen Kanälen beschafft, oder Waren verschwanden auf dem Lieferweg aus unerklärlichen Gründen. Diese Fehler, die offenbar durch Aktionismus entstanden sind, wollte man nun in einer neuen Welle nicht wiederholen.

Notfallzulassungen werde es in Deutschland nicht geben, so versicherte Gesundheitsminister Spahn. Aber Ende Dezember wurde die Zulassung des BioNTech-Impfstoffes politisch durchgesetzt. Vorsorglich sicherte sich die EU per Vertrag über 1,3 Milliarden Impfstoffdosen. Verträge wurden nicht nur mit BioNTech-Pfizer geschlossen, sondern auch mit AstraZeneca, Moderna und weiteren Firmen. *Divide et impera!* Der Markt für die SARS-CoV-2-Impfung ist riesengroß: steigende Infektionszahlen – ob nun realistisch oder nur per ungenügendem PCR-Genschnipselnachweis –, wachsende Ängste. Und das weltweit!

Eingangs haben wir schon gesehen, dass viele Unternehmen an der Entwicklung der Corona-Impfstoffe arbeiten. Allein in Deutschland wurden ja bereits 80 Millionen Impfdosen zu einem Zeitpunkt bestellt, als die Zulassung noch gar nicht erteilt war. Klinische Studien an Probanden sind längst nicht abgeschlossen, die sollen zum Beispiel laut BioNTech noch bis

2023 laufen. Die Zwischenauswertungen sind wissenschaftlich mangelhaft, so konstatiert eine breite Front ernst zu nehmender Wissenschaftler und Mediziner in den sozialen Medien.

Über die Freiwilligkeit der Impfung kann man mutmaßen. Wenn es in Brasilien, Afrika oder Indien Kinder sind, die sich angeblich freiwillig impfen lassen, dann ist das schon aus ethischer Sicht alarmierend. Die Corona-Impfung als Notwendigkeit, manche sprechen ja bereits von Zwangsimpfung, als das Heilmittel aus der Pandemie –, dass sich da ein immenser Bedarf an Impfdosen auftut, das nimmt einen nicht wunder.

Es wird von der Politik permanent angeführt, dass es keine Zwangsimpfung geben soll. Dennoch wird diese Aussage in der Regel an mindestens zwei Stellen faktisch eingeschränkt: Erstens, sofern sich etwa 60–70 Prozent der Bevölkerung freiwillig impfen lassen. Und zweitens insofern, als dass im Fall des Falles indirekt ein Zwang eingeführt wird durch die Nachweispflicht in einem Dokument, welches dann den Zugang zu Waren, Dienstleistungen oder Reisen erst ermöglicht beziehungsweise kontrolliert.

Je mehr Menschen diese Impfung empfangen, desto höher werden die Zahlen zu Impfschäden ausfallen, das ist simple Mathematik. Denn die zu kurze Zeit der Untersuchung, der Validierung, birgt eine Vielzahl an noch nicht absehbaren Risiken und Nebenwirkungen. Bei – angenommen – nur 5 Prozent Impfgeschädigten sind das in Deutschland etwa 4 Millionen Menschen. 4 Millionen Männer, Frauen und Kinder! Diese Impfschäden könnten wesentlich reduziert werden durch eine längere und intensivere präklinische Untersuchung, durch Einhalten der regu-

Impfen oder nicht impfen? Das ist die Frage

latorischen Vorgaben (Präklinik, Phase-1–3-Doppelblind-Studien), die viele Jahre in Anspruch nehmen. Die etwa 8 gesetzten Jahre sind der Sicherheit der Menschen geschuldet.

Würde man eine Sterberate durch Impfschäden in Höhe von 0,1 Prozent unterstellen, dann mag man sich gar nicht vorstellen, wie viele Menschen das betreffen könnte. Doch man sollte sich bewusst das Ausmaß der betroffenen Schicksale einmal vor Augen führen: Bei Durchimpfung der deutschen Bevölkerung und einer angenommenen Sterberate von 0,1 Prozent durch Impffolgeschäden wäre tatsächlich eine Stadt wie Konstanz oder Bamberg ausgelöscht, rein rechnerisch gäbe es 80 000 Tote. Und die Ethik dabei?

Und wo bleibt die Ethik?

Wenn es tatsächlich so ist, dass mit der neuen Impfstrategie die zelluläre und eventuell gar genomische Struktur des Menschen verändert wird, dann erfordert dies unbedingt eine über das rein Medizinische hinausgehende ethische Betrachtung. Ja, die ethische Diskussion ist bei einer solchen Tragweite unerlässlich. Dies sind wir unseren Kindern schuldig. Greifen wir hier doch in die Entwicklung der Evolution ein und riskieren Folgen, die weit über unsere Verantwortlichkeit hinausgehen – weil sie generationenübergreifend sind. Generation Maske.

Eine Diskussion, die bei genveränderten Lebensmitteln bis ultimo geführt wurde, obwohl bei oraler Gabe des künstlichen genetischen Materials dieses im Magen komplett abgebaut wird. Hier nun wird künstliches genetisches Material tief in den Mus-

Und wo bleibt die Ethik?

kel gespritzt, und die ethische Diskussion dazu fällt in den öffentlich-rechtlichen Medien und der Bevölkerung fast völlig aus. Nun wird uns von den Regierenden erzählt, dass nach nicht einmal einem Jahr Beschäftigung mit Corona und infolgedessen mit der neuen Impfstrategie eine Entwicklungsarbeit geleistet wurde, die schon alle geschilderten Risiken im Griff beziehungsweise sogar beseitigt hat.

Dieser Meinung scheint auch das Paul-Ehrlich-Institut zu sein, gemeinsam mit der Ethikkommission der Universität Tübingen – denn wie kann es sonst sein, dass im Rahmen der ersten Phase-1/2-Studien erlaubt wurde, 168 Menschen versuchsmäßig mit diesem Impfstoff zu behandeln? Und wie konnte es passieren, dass dann im Folgenden über 20 000 Menschen im Rahmen der Phase 3 versuchsweise diesen Impfstoff erhielten, ohne dass auch nur eine ernst zu nehmende toxikologische und pharmakologische Prüfung beziehungsweise Begutachtung erfolgt war?

Das ist meines Ermessens ethisch sehr bedenklich, weil man in dieser kurzen Zeit der Entwicklung die notwendigen Daten zur Sicherheit des Impfstoffs nicht ausreichend, geschweige denn umfänglich, erheben kann. Letztendlich wird auch unser aller Arbeit im Bereich der »Regulatory Affairs« und das Vertrauen in die Zulassung von Impfstoffen komplett infrage gestellt.

Unter welchem ethischen Aspekt ist diese klinische Studie überhaupt genehmigt worden? In diesem Zusammenhang ist mir tatsächlich folgender Ausspruch eines Mitglieds der Tübinger Ethikkommission bekannt: »Nun ja, wenn ich ein Steak esse, nehme ich ja auch genetisches Material von der Kuh zu mir. Das schadet mir ja nicht!« Es macht – gelinde gesagt – fassungslos, wenn Per-

Impfen oder nicht impfen? Das ist die Frage

sonen, die darüber zu befinden haben, welche klinischen Studien zu einem heiklen Thema wie dem neuen Impfstoff unabdingbar notwendig durchzuführen sind, solche Äußerungen von sich geben. Es zeigt aber auch, was passiert, wenn Politik auf Ethik und Wissenschaft Einfluss nimmt. Denn es ist ein gewaltiger Unterschied, ob ich genetisches Material oral aufnehme, im Magen verdaue und dann wieder ausscheide oder ob ich es intramuskulär mit einem künstlich erzeugten Transportersystem verabreicht bekomme, damit es direkt – geschützt vor Verdauung oder enzymatischem Abbau – in meine Zelle hineinkommt und dort abgelesen werden kann. Ich hatte dazu schon im Vergleich zu den genmanipulierten Lebensmitteln Stellung genommen.

In diesem Zusammenhang richtete ich eine Anfrage an das Paul-Ehrlich-Institut, wie es sein kann, dass man in 3 Monaten etwas schafft, das normalerweise 5–6 Jahre dauert. Wie es sein kann, dass für einen Impfstoff völlig neuer Struktur, von dem wir noch viel zu wenig wissen, Sicherheit gewährleistet wird. Selbst bei Genmanipulationen an Pflanzen und Tieren ist man nicht so großzügig wie jetzt im Fall Corona. Nein, großzügig ist das falsche Wort. Fahrlässig!

Es kann nicht angehen, dass Wissenschaft, Ethik und regulatorische Vorgaben geopfert werden, um möglichst schnell einen Impfstoff zur Verfügung zu haben. Geopfert von denjenigen, die zu entscheiden haben und die sich teilweise in einem Interessenskonflikt befinden. Dieser kann bei vielen Entscheidern politischen oder wirtschaftlichen Ursprungs sein.

Eine Antwort des Paul-Ehrlich-Instituts steht übrigens noch aus. Offiziell. Interne Aussagen von Mitarbeitern, die ich persönlich gut kenne, und mit denen ich regelmäßig wissenschaftlichen Austausch pflege, hören sich dagegen so an: »Das ist eine Katastrophe, was hier stattfindet!«, oder: »Dass dieser Impfstoff hier zugelassen werden soll, das können wir nicht mittragen.«

Meine Anfrage bleibt dennoch unbeantwortet. Wieso, das kann man nur ahnen: Angst vor Sanktionen, aber auch Angst vor dem eigenen Erwachen, nicht deutlich und nicht mutig genug auch innerhalb der Behörde Stellung zu beziehen und der eigenen ethischen Vorstellung den Weg nach draußen zu bahnen. Ebenso erging es mir mit Anfragen an Firmen und Behörden sowie an den Pfizer-Konzern – keine Antworten!

Leute sind auf die Straße gegangen, um gegen genveränderten Mais zu protestieren. Doch jetzt geht es um einen massiven Eingriff in die Gesundheit des Menschen von unabsehbarem Ausmaß. Das ist eine ganze andere Dimension. Einen Impfstoff gegen Corona zu haben, das ist und bleibt natürlich erklärtes Ziel. Aber nicht unter diesen Bedingungen, nicht bei dieser unzureichenden Datenlage, nicht bei diesem »Experiment an Menschen«. Corona ist zwar gefährlich, aber nicht so bedrohlich, dass es eine dermaßen gefährliche Impfstrategie rechtfertigen würde. Ich bin absolut kein Impfgegner, aber ich verlange Qualität und nicht ein mit politischem Druck zusammengeschustertes Präparat, welches dann gesunden Menschen in den Muskel gejagt wird.

Noch einmal: Die Risiken einer vorschnell freigegebenen Impfung sind vorprogrammiert. Ein Beispiel sei noch angeführt: »Blaupause« Schweinegrippe 2009. Die Impfung wurde als Allheilmittel gefeiert. Man verabreichte sie bis zu dem Zeitpunkt, in

Impfen oder nicht impfen? Das ist die Frage

dem man feststellte, dass sehr viele Kinder eine Narkolepsie entwickelten. Das ist eine Art Schlafkrankheit, die unheilbar ist und auf einer Veränderung des Nervensystems beruht. Wäre man entsprechend der Regularien vorgegangen, ordnungsgemäß, zunächst im Tierexperiment, dann hätte man diese Nebenwirkung erkannt. Am Ende wurde der millionenfach bestellte Impfstoff vernichtet, damit nicht noch mehr Kinder dieses Schicksal erleiden müssen. 2009 eine Blaupause für 2020?

Ein Spiel mit dem Feuer! Ein Spiel, das Ernst werden könnte, vielleicht schneller, als es uns bewusst ist. Mit langfristigeren Folgen, als das Virus selbst hätte verursachen können, mit mehr Leid und Sterben, als es an und mit Corona je gegeben hat.

Und noch mal appelliere ich an unser aller Verantwortung im Namen unserer Kinder – der »Generation Maske«. Eine Generation, die auch als »Generation Impfschaden« in die Geschichte eingehen könnte.

„Ja, die Altenheime sind überfüllt"

Kollateralschäden

»Herr, die Not ist groß!
Die ich rief, die Geister
Werd ich nun nicht los.«
(aus Der Zauberlehrling *von Johann Wolfgang
von Goethe, 1749–1832)*

Erinnern wir uns noch an das Leben und die Zeit vor Corona?
Haben wir uns schon an all die Einschränkungen gewöhnt – aus
Angst vor etwas Diffusem, dessen wirkliche Auswirkung wir
nicht einschätzen können? Gab es jemals eine Zeit ohne Corona? Es kommt uns schon so lange vor, dass das Virus, die Pandemie, unser Leben bestimmt. Viel länger als ein Kalenderjahr,
denn Zeit ist relativ. Die großen Veränderungen in der Gesellschaft, sie stellten sich schleichend ein. Inzwischen zieht sich ein
tiefer Riss durch die Bevölkerung. Besonders die sogenannten
NPI (*non-pharmaceutical interventions*) haben die Gesellschaft
verändert und gespalten. Unter NPI fallen alle »nicht pharmazeutischen Interventionen«, also Maßnahmen, die ohne Arzneimittel auskommen.

Infektionszahlen, Maskenpflicht, Abstandsgebot, Alu-Hut,
zweite Welle, Ausgangsbeschränkung, Kontaktverbot, Pandemie, Corona-Leugner. Etwa tausend neue Wörter sind es, die
uns die Corona-Krise beschert hat, so zählt das Leibniz-Insti-
tut für Deutsche Sprache in Mannheim. Der Begriff »Kollateralschaden« gehört in diesem Zusammenhang auch dazu.

Kollateralschäden

Der Ausdruck »Kollateralschaden« stammt ursprünglich aus der Militärsprache und bezeichnet einen unbeabsichtigten Schaden infolge eines militärischen Angriffs, zum Beispiel die Zerstörung von Gebäuden und – im schlimmsten Falle – der Tod von Zivilpersonen. In unserem Kontext verwenden wir den Begriff »Kollateralschaden« im erweiterten Sinne, als negative Begleiterscheinungen und Auswirkungen, als Konsequenz unterschiedlicher Maßnahmen.

Wörter und Begriffe sind Spiegel der Realität, Kennzeichen für soziale Zustände, Beschreibungen für individuelle Befindlichkeiten und Verhältnisse. Wörter, die uns nur ahnen lassen, welche Schicksale dafür und dahinterstehen.

Wir richten unser Augenmerk in diesem Buch auf die junge Generation, auf die Kinder und Jugendlichen, auf die »Generation Maske«. Nach den Ausführungen zum Thema Schule und zur Problematik des Impfens beleuchte ich nun die Begrifflichkeit »Kollateralschaden« – auch mit dem Fokus auf Kinder und Jugendliche – und stelle die Frage, ob es auch so etwas wie einen »Kollateralnutzen« gibt.

Für diese Einschätzung habe ich folgende Dokumente herangezogen:

→ Die interne Studie eines Mitarbeiters im Bundesministerium des Innern zum Schutz kritischer Infrastrukturen in der Corona-Krise, Mai 2020 (Stephan Kohn).

→ Ein Bericht über Diagnostik und Darstellung von Regierungserklärungen (Christof Kuhbandner).

→ Die Darstellung »Bröckelnde Mythen« (Harald Walach).

→ Cybermobbing und Corona – eine Studie des
»Bündnis gegen Cybermobbing e. V.«.

→ Betrachtungen zum Verlust »sozialer Energie«
(Hartmut Rosa).

Das »Kohn-Papier«

Sind die Folgeschäden als gravierender einzustufen als die direkten Schäden durch Corona?

Dazu Aussagen einer groß angelegten Studie von Stephan Kohn, Mitarbeiter des Referats KM 4, Oberregierungsrat im Bundesministerium des Innern (BMI), zuständig für den Schutz kritischer Infrastrukturen, zugeordnete Hauptaufgaben sind z. B.: Umsetzung der nationalen Strategie zum Schutz kritischer Infrastrukturen; Schutzkonzepte, Leitfäden, Zusammenarbeit mit den Betreibern kritischer Infrastrukturen und weitere.

Unter dem Titel »Coronakrise 2020 aus Sicht des Schutzes Kritischer Infrastrukturen« stellt Kohn im Mai 2020 die Auswertung der bisherigen Bewältigungsstrategie und Handlungsempfehlungen dar. [44,45] Wie kam es zu diesem Papier? »Ziel und Aufgabe von Krisenstäben und jeglichem Krisenmanagement ist es, besondere Gefahren zu erkennen und sie so lange zu bekämpfen, bis der Normalzustand wieder erreicht ist. Ein Normalzustand kann also keine Krise sein.« So formuliert es Stephan Kohn, dessen ureigenste Aufgabe genau darin bestand, im Ministerium des Innern ein solches Papier zu erstellen.

Entscheidungen müssen getroffen werden, auf Basis von sorgfältiger, professioneller Grundlagenrecherche. »Fachlich fundier-

Kollateralschäden

ter Impuls zur Optimierung des Krisenmanagements und zur Maßnahmenplanung«, so die Einführungsworte von Stephan Kohn. Diese zeigen seine Motivation und Verantwortungsbereitschaft, seiner Aufgabe als Krisenmanager umfänglich nachzukommen.

Dieses schon im Mai 2020 erstellte Papier – zu einem relativ frühen Zeitpunkt der Pandemie – lässt aufhorchen ob der Tragweite und Brisanz des damals schon brandheißen Themas.

Stephan Kohn hat zur wissenschaftlichen Begleitung und kritischen Begutachtung seiner Darstellung zehn namhafte Wissenschaftler, externe Experten, um Rat gefragt beziehungsweise um deren Expertise gebeten. Diese waren unter anderem Prof. Dr. Sucharit Bhakdi, Dr. med. Gunter Frank, Prof. Dr. Stefan W. Hockertz, Prof. Dr. Karina Reiß und Prof. Dr. Peter Schirmacher, um nur einige zu nennen.

Im Folgenden führe ich eine Kurzzusammenfassung der Analyseergebnisse aus dem über achtzig Seiten »schweren« Papier an. Die zentrale Erkenntnis ist, dass bei der Bekämpfung einer Pandemie stets Kollateralschäden entstünden. Wobei diese bedeutend größer sein könnten als der durch den Krankheitserreger entstandene Schaden.

So zeige sich, dass der Kollateralschaden durch die nicht pharmazeutischen Maßnahmen gegen Corona inzwischen höher sei als der erkennbare Nutzen. Infolge der Schutzmaßnahmen sei die aktuelle Versorgungssicherheit nicht mehr wie gewohnt gegeben. Unsere Gesellschaft lebe mit einer gesteigerten Verletzlichkeit und höheren Ausfallrisiken von lebenswichtigen Infrastrukturen.

Schon am 10.4.2020 konstatierte der UN-Generalsekretär António Guterres dies in ähnlicher Weise: »Die Schwächen und mangelhafte Vorbereitung, die durch diese Pandemie offengelegt wurden, geben Einblicke darin, wie ein bioterroristischer Angriff aussehen könnte – und erhöhen möglicherweise das Risiko dafür«, sagte Guterres bei einer Videokonferenz des UN-Sicherheitsrates.[46]

Kohn befürchtet in diesem Zusammenhang fatale Folgen für den Fall einer gefährlicheren Bedrohung, zum Beispiel durch einen bioterroristischen Angriff.

Aus diesen Erkenntnissen schlussfolgert Kohn, dass die Eingriffe in die Rechte der Bürger nicht verhältnismäßig seien und eine angemessene Gefahrenanalyse unverzüglich durchgeführt werden müsse, zum Beispiel durch eine Abteilung mit aussagekräftigen Daten, Kennzahlenbildung und Schadensabschätzung. Perspektivisch sachgerecht wäre es, ein neues Krisenmanagement zu installieren, um die Gefahren des außer Kontrolle geratenen Pandemie-Krisenmanagements einzudämmen.

Im »Überblick über die gesundheitlichen Auswirkungen (Schäden) der staatlicherseits verfügten Maßnahmen und Beschränkungen in der Coronakrise 2020« führt Kohn Risiken auf, die eben von zehn hochrangigen Wissenschaftlern (siehe oben) für grundsätzlich plausibel angesehen werden.

Stichpunktartig hier die Auflistung erhöhter Risiken in nachfolgend genannten Bereichen.

Todesfälle
→ aufgrund verschobener beziehungsweise abgesagter Operationen wegen des beschränkten Versorgungsniveaus;

Kollateralschäden

→ durch vermehrtes Auftreten von Suiziden;

→ aufgrund abgesagter Folgebehandlungen (Herzinfarkt, Schlaganfall, Krebs und weitere) wegen der Fixierung der Krankenhäuser auf Corona-Fälle.

Sonstige gesundheitliche Schäden (Leid der Betroffenen, Belastung des Gesundheitssystems und des Arbeitsmarktes)

→ durch Kontaktreduzierung, Vereinsamung alter, pflegebedürftiger Menschen;

→ durch Psychosen/Neurosen;

→ sind verbreitete Kommunikationsstörungen: Missverständnisse und Misstrauen aufgrund stark eingeschränkter Mimik und Gestik durch das Tragen von Masken;

→ aufgrund von Körperverletzungen, häuslicher Gewalt;

→ durch Kindesmissbrauch;

→ durch den Verlust an Lebenserwartung (zum Beispiel durch hohe Arbeitslosigkeit, Reduktion des Wohlstandsniveaus aufgrund aktuell negativer volkswirtschaftlicher Entwicklung).

Dabei stehe zu erwarten, dass die Schädigungsphase sehr lange andauern wird, ganz sicher länger als das Schadensereignis.

Kohn rüttelt auf: »Es ist Gefahr im Verzug!« Durch die verordneten Schutzmaßnahmen entstünden jeden Tag schwere Schädigungen, materiell, gesundheitlich bis hin zu einer großen Zahl an zu vermeidenden Todesfällen. Diese habe das Krisenmanagement zu verantworten, deshalb müsse das gesammelte Wissen der Experten umgehend weitergegeben und zur Kenntnis genommen werden.

140

Kohn führt weiter aus, dass die vorgelegte Analyse auf Basis sachlicher Befunde im Kontrast stünde zu Entscheidungen der Politik. Bei aufgrund der staatlichen Maßnahmen geschädigten Personen könne die Befürchtung aufkommen, dass das »bestimmende Schutzziel des nationalen Krisenmanagements nicht mehr die Sicherheit und Gesundheit der Bevölkerung ist, sondern die Glaubwürdigkeit und Akzeptanz von Regierungsparteien und Regierungsmitgliedern«.

Nach Fertigstellung seines ausführlichen Berichts bedankte sich Stephan Kohn bei den unterstützenden Wissenschaftlern und kündigte eine zeitnahe Verschickung dieser Dokumentation an seine Vorgesetzten und Kollegen im Bundesministerium für Inneres an. Dann überschlugen sich die Ereignisse. Das Papier gelangte durch eine Indiskretion des Krisenstabes an die Öffentlichkeit, »verschwand« aber nach kürzester Zeit wieder. In einer Pressemitteilung des BMI, die subito erfolgte, hieß es dann sinngemäß: »Mitarbeiter des BMI verbreitet Privatmeinung zum Corona-Krisenmanagement, Ausarbeitung erfolgte außerhalb der Zuständigkeit sowie ohne Auftrag und Autorisierung«.[47]

Anfragen der begleitenden Wissenschaftler an das Bundesministerium blieben ohne Echo. Das Bundesinnenministerium distanzierte sich von der Auswertung und suspendierte Stephan Kohn vom Dienst.

Die Handlungsmotivation von Stephan Kohn? Im Vorwort zu seiner Analyse des Krisenmanagements schreibt er, es sei seine Aufgabe gewesen an diesem Platz. Man könnte Stephan Kohns Motivation auch staatsbürgerliche Verantwortung nennen.

Kollateralschäden

Und in einem Telefonat mit dem Autor äußerte Stephan Kohn, dass er dort, wo er Unrecht sehe, dieses aussprechen und bekämpfen müsse. Dies ziehe sich durch seine Biografie, er könne nicht anders.

Kollateralschaden Angst

Wir betrachten in diesem Kapitel Kollateralschäden. Künstlich geschürte Angst ist ein wesentlicher Kollateralschaden, Angst vor der Zukunft, vor Corona, vor dem Tod. Das sind elementare Ängste, Ängste, die geschürt werden durch sorglose und vor allem einseitige Berichterstattungen, fehlende evidenzbasierte Aufklärung und Falschinformationen.

Dieses Thema beleuchtet Professor Christof Kuhbandner in seinem Artikel »Coronavirus-Todesfälle: Über die fragwürdige Diagnostik und die irreführende Darstellung in Regierungserklärungen«[48] (in *Telepolis*). Kuhbandner stellt seinem Artikel voran, dass jede Nachricht des Robert Koch-Instituts über an Covid-19 verstorbene Menschen uns »›auf traurigste Weise‹ daran erinnert, ›dass hinter den Statistiken eben menschliche Schicksale stehen,‹ [Zitat Merkel] [...] und hier ist es fundamental wichtig, allen Trauernden ein aufrichtiges Beileid zu bekunden«.

Nach sorgfältiger, evidenzbasierter Analyse der Lageberichte des RKI (Robert Koch-Instituts) führt Kuhbandner drei Inhalte an, die irreführend seien:

Die vom RKI täglich berichtete Anzahl von Covid-19-Toten innerhalb von 24 Stunden entspreche nicht den tatsächlich aufgetretenen Todesfällen, da Meldeverzüge nicht berücksichtigt seien. Dadurch werden die Kinetiken verfälscht und Menschen in die Irre geleitet.

Es bestehe eine Diskrepanz zwischen den vom RKI als Covid-19-Todesfälle benannten und den ursächlich am Coronavirus verstorbenen Personen.

Es dürfe den Menschen nicht vorenthalten werden, dass es ebenfalls Todesfälle zu beklagen gibt aufgrund der ergriffenen Maßnahmen. Dies müsse zur Einordnung der Verhältnismäßigkeit von Maßnahmen genannt werden.

Kuhbandners Einwände weisen berechtigt auf Sachverhalte hin, die geeignet sind, diffuse Ängste zu verstärken.

Was bereits von Stephan Kohn dargestellt wurde, unterstreicht nun auch Christof Kuhbandner unter Bezugnahme auf eine Studie von Kollegen: »Wir [die Verfasser der besagten Studie; Anm. d. Lektorats] gehen davon aus, dass die Furcht, sich in überlasteten Krankenhäusern zu infizieren, eine einseitige öffentliche Kommunikation und Berichterstattung sowie das Ausmaß der Kontaktbeschränkungen erheblich zum Rückgang der behandelten Fälle und zur Übersterblichkeit beigetragen haben (Kollateralschaden).«

Zum Abschluss seiner Untersuchung und Darstellung betont Professor Kuhbandner: »Mit diesem Artikel soll keine Bewertung der Verhältnismäßigkeit von Maßnahmen vorgenommen oder ein Einführen oder Aufheben von Maßnahmen empfohlen werden.« Die Aufklärung der Bevölkerung müsse »objektiv, evidenzbasiert, sachlich korrekt« erfolgen. Emotionalisierende Bil-

Kollateralschäden

der und Berichte würden nur Ängste schüren und eine rationale Einordnung der Situation erschweren.

Ich schließe mich an dieser Stelle der Beurteilung von Professor Kuhbandner an und seinem Hinweis, dass es derzeit sehr schwierig sei, Kritik zu äußern: »Es ist ein trauriges Zeichen des Zustandes unserer Gesellschaft, dass man sich als Autor von kritischen Beiträgen von problematischen Gruppierungen abgrenzen muss, in deren Kontext man grundlos und unwillentlich gerückt wird.«

Diese Abgrenzung von Verschwörungstheoretikern oder rechtsradikalen Faschisten wird den guten und verantwortungsvollen Wissenschaftlern, also den Menschen, die wissensbasiert Corona erforschen wollen, von den Regierenden aufoktroyiert. Wenn diese damit aufhören würden, jegliche Kritik oder auch nur Fragen zu den NPI-Corona-Maßnahmen (*non-pharmaceutical interventions*) als Verschwörungstheorien oder rechtsradikales Gedankengut abzutun, wäre diese Abgrenzung der zumeist allesamt hochdekorierten Wissenschaftler nicht mehr notwendig.

Die Situation von Kindern und Jugendlichen steht hier, wenn auch nicht direkt erwähnt, gleichfalls im Zentrum der Problematik. Maßnahmen zur Eindämmung von Corona an Schulen führen auch dazu, dass Schülerinnen und Schüler sich verstärkt Situationen ausgesetzt sehen, die in der aktuellen Gemengelage zu einer unkontrollierbaren Eskalation und Verstärkung von Angstzuständen führen können.

Ich führe im Folgenden als Beispiel dafür Cybermobbing an.

Cybermobbing und Corona

Die Schülerin, 14 Jahre alt, offenbart sich unter Tränen der Schulsozialarbeiterin, zeigt ihr den Chat-Verlauf in der Whats-App-Gruppe der Klasse. Was sie da liest, erschüttert die Sozialarbeiterin. Seitenweise Beleidigungen, übelste Beschimpfungen, Drohungen. Und das Ganze gipfelt in der Aufforderung, ein Oben-ohne-Bild von sich in die Gruppe zu stellen. Als Mutprobe, unter Ankündigung massiver »Strafen«, wenn sie das nicht tun würde. Aus Angst reagiert das Mädchen und stellt tatsächlich das geforderte Bild in die Gruppe. Das Foto von ihr wird weiterverbreitet, und die 14-Jährige ist verzweifelt und ratlos, was sie nun tun soll. Sie schämt sich, will auf keinen Fall, dass die Eltern informiert werden.

Cybermobbing ist leider keine Seltenheit an Schulen. Aber die Pandemie hat die Lage zusätzlich verschärft. In den Beratungsstellen finden sich zunehmend hilflose Schüler und Eltern.

Das »Bündnis gegen Cybermobbing e. V.« in Kooperation mit der Techniker Krankenkasse stellt im November 2020 die Ergebnisse einer umfangreichen Studie vor: »Cyberlife: Studie über Cybermobbing bei Schülerinnen und Schülern«.[49]

Bereits 2013 und 2017 wurden Daten zu diesem Thema erhoben, nun erfolgte aktuell der dritte Durchgang der Studie – bezogen auf das Jahr 2020. Es nahmen fast 6000 Personen – Schülerinnen und Schüler, Eltern sowie Lehrkräfte – an der Befragung teil. Die Studiengruppe kam zu folgenden durch die aktuelle Corona-Krise geprägten Ergebnissen:

Kollateralschäden

Fernunterricht und Kontaktbeschränkungen verschärfen die Situation der sozialen Isolation, da die Jugendlichen ihre Sozialkontakte zunehmend auf das Internet verlegt haben beziehungsweise aufgrund der sozialen Kontaktbeschränkungen dorthin verlegen mussten.

Die Vorteile digitalen Lernens – Verfügbarkeit von Geräten und Know-how – werden teilweise überschattet von den davon ablenkenden Möglichkeiten, die das Internet bietet, jenseits von schulischen Aufgaben und Lernplattformen.

Die Studie zeigt, dass Beschimpfungen und Beleidigungen, das Verbreiten von Gerüchten und Verleumdungen häufiger als vor Corona auftreten. Die Anzahl der betroffenen Schülerinnen und Schüler ist seit 2017 um mehr als ein Drittel angestiegen. Auch Grundschüler sind zunehmend Opfer von Cybermobbing, da viele von ihnen bereits über ein eigenes Smartphone, Tablet, Laptop etc. verfügen und Eltern die konsumierten Inhalte oft nicht ausreichend begleiten und einschränken können.

Freundschaften werden vermehrt online gepflegt, falls das überhaupt möglich ist. Kinder und Jugendliche, die mit ihren Lebensumständen unzufrieden sind, knüpfen häufiger Kontakte im Internet.

Cybermobbing vermag Betroffene in eine tiefe Krise zu stürzen, die sich äußern kann in Leistungsabfall in der Schule, Fernbleiben vom Unterricht, Konzentrationsproblemen, Angstzuständen, Wutausbrüchen bis hin zu körperlichen Symptomen wie Kopf- oder Bauchschmerzen und leider zunehmend Suizidgedanken.

Claas Buschmann und Michael Tsokos vom Institut für Rechtsmedizin der Charité – Universitätsmedizin Berlin berichteten bereits im Mai 2020 über fast ein Dutzend suizidaler Todesfälle in Berlin, in denen die Corona-Pandemie als auslösend oder zumindest mitauslösend für die suizidale Tat gewertet wurde. Sie betrachten diese mit Corona in Verbindung stehenden Suizide ohne nachgewiesene SARS-CoV-2-Infektion als neue Entität und schlagen die Bezeichnung »Corona-Suizide« vor.[50]

Die Motive für Cybermobbing sind unterschiedlich. So geben die Schülerinnen und Schüler zum Beispiel an, sie würden mobben, weil sie selbst gemobbt werden, weil es jemand verdient hätte, aus Spaß oder weil es cool ist. Oftmals werden die Opfer selbst zu Tätern, aus Rachegefühlen heraus.

Fazit des Autors: Mobbing hat in den letzten Jahren durch die Verlagerung ins Internet eine neue Dimension erreicht, weit über den »analogen« Schulalltag hinaus in WhatsApp-Gruppen, auf Instagram und weiteren Social-Media-Kanälen.

Lehrkräfte stellen fest, dass seit Corona mit »härteren Bandagen gekämpft« wird, dass Schüler kompromissloser und gewaltbereiter sind im Umgang miteinander – in Wort und Tat.

»Kinder spüren die Unsicherheit der Eltern«, sagt Pädagogin Antje Pietsch. Und aktuell haben übermäßig viele Eltern Angst, entweder vor dem Virus, vor Arbeitslosigkeit oder vor neuen Einschränkungen der Freiheit. Nervöse Ticks, Zappeligkeit, Bettnässen und Konzentrationsstörungen treten seit Beginn der Pandemie und ihren daraus resultierenden Vorsichtsregeln merklich häufiger bei Kindern auf als sonst. Auch subtilere Formen wie unspezifische Bauchschmerzen weisen auf mehr Kummer bei den Mädchen und Jungen hin. »Es trifft Kinder, die vorher schon Probleme hatten, besonders hart.«[51]

Die im Internet vorherrschende Anonymität erschwert die Lage zusehends. Präventivveranstaltungen der Polizei in der Schule, Gespräche mit Lehrkräften, Kontakt zur Schulsozialarbeit – all das sind Möglichkeiten, der »Gefangenschaft« zu entkommen.

Ich plädiere vehement für den Präsenzunterricht, denn beim Homeschooling fühlen sich die Familien alleingelassen. Im angeführten Beispiel des Falles der 14-jährigen Schülerin zu Beginn des Kapitels konnte dankenswerterweise in Gesprächen mit Schule, Eltern, auch Polizei die Situationen bereinigt und dem Mädchen somit aus seiner verzweifelten Lage geholfen werden.

Die ermattete Gesellschaft

Der Verlust von Energie, fehlende Antriebskraft und kollektives Burn-out sind Kennzeichen einer ermatteten Gesellschaft. Hartmut Rosa, Professor für Allgemeine und Theoretische Soziologie an der Friedrich-Schiller-Universität Jena, beobachtet gesellschaftliche Veränderungen im Zuge der Corona-Krise.[52]

Im Gespräch (August 2020) mit *Die Furche*-Chefredakteurin Doris Helmberger-Fleckl äußert sich Rosa dazu und wirft die Frage auf: Ist es möglich, dass die gesamte Gesellschaft ihre Energie verliert? Dass wir kollektiv ins Burn-out fallen?[53] Empirische Daten lägen dazu noch nicht vor, so der Soziologe. Viele Menschen berichteten, dass sie sich gerade in der Zeit des Lockdowns, wo sie doch eigentlich mehr Zeit zur Verfügung hätten, müde, antriebslos und ermattet fühlten. Zuweilen habe man den Eindruck, dass selbst so alltägliche, körperliche Tätigkeiten wie Treppensteigen schier unmöglich erscheinen.

Selbst im Zuge der ersten Lockerungen nach dem Lockdown, wo Kneipen- oder Vereinsbesuche wieder möglich gewesen wären, zeigte sich, dass viele Menschen dennoch lieber zu Hause blieben – Verlust der Tatkraft aufgrund zunehmender Antriebslosigkeit und eines Mangels an Freude. »Offensichtlich ist die Energie, die aus sozialem Kontakt und Begegnungen entsteht, gelähmt und stillgelegt worden«, so Rosa.

Er beschäftigt sich in Folge mit diesem Phänomen und stellt die Frage, wie sich zwischen Menschen Energie aufbauen kann und welchen Stellenwert dabei körperlicher Kontakt einnimmt. Die kinetische Energie, die Bewegungsenergie unserer Zeit ist durch Corona extrem gesunken, denn Reisen sind nicht oder nur sehr eingeschränkt möglich, und unsere Aktionsradien sind deutlich verringert. So sind zum Beispiel über 90 Prozent der weltweiten Flüge ausgefallen, und Bahnreisen wurden durch Kapazitätsbeschränkungen infolge von Abstandsregelungen reduziert.

Professor Rosa nennt es die »massive Verkürzung der Weltreichweite« – die bislang ja stetig angestiegen war. Gleichsam über Nacht und langfristig wurden unser Bewegungsradius und die damit verbundenen Freiheiten und Möglichkeiten sehr wesentlich eingeschränkt. Mir drängt sich hierbei das Bild eines Unschuldigen auf, der aufgrund eines Fehlurteils im Gefängnis sitzt.

Manche empfinden diese Verlangsamung als wohltuende Entschleunigung eines zuvor hektischen Alltages. Für eine große Anzahl der Menschen ist diese erzwungene Verlangsamung jedoch ein großer Stressfaktor, der sich durch Verlust oder Reduktion des

Kollateralschäden

Arbeitsplatzes, Kinderbetreuung unter schwierigen Bedingungen und Pflege von Angehörigen äußert. Zur verlangsamten Zeit kommt der reduzierte Raum. Die Beschränkung auf die eigene Wohnung, den engsten Umkreis, ist besonders für aktive und sehr soziale Menschen problematisch. Andererseits konnten manche Menschen diese Situation auch genießen. Sie sahen die Zeit des Innehaltens und der Langsamkeit als Möglichkeit, als Zugewinn.

Viele Menschen konnten neue Hobbies und bereichernde Optionen im häuslichen Umfeld für sich entdecken, wie zum Beispiel das Augenmerk auf gesunde Ernährung, die eigene Herstellung von Lebensmitteln, das Genießen von Kunst, Literatur und Musik als Folge von bewusst gestalteter Entschleunigung.

Diese bewusste Entschleunigung gelingt allerdings nur Menschen, die zuvor beschleunigt gelebt hatten und nun quasi auf ein normales Maß der Beweglichkeit und Bewegung zurückfahren können. Wie lange diese Entschleunigung als Wohltat erkannt wird, sei dahingestellt. Denn ein Zuviel an Entschleunigung bedeutet Stillstand. Es bleibt jedoch die Tatsache, dass das Leben nicht mehr so planbar und verfügbar ist, wie man es bisher gewohnt war. Plötzlich tritt etwas in unser Leben, das uns massiv außerhalb der schützenden eigenen vier Wände bedroht in Form eines unbekannten und erschreckenden Virus.

Hartmut Rosa bezeichnet das Coronavirus als »Monster der Unverfügbarkeit«. Unkalkulierbare wirtschaftliche und soziale Auswirkungen, die wir nicht im Griff zu haben scheinen, bedrohen uns – ein Albtraum der modernen Zeit, in der alles machbar und kontrollierbar erscheint, jedoch in der Realität im Gegensatz zur Erwartung nicht kontrollierbar ist.

Die soziale Energie ist also reduziert, gelähmt, stillgelegt. Wie kann man die verschüttete intrinsische Motivation und Sehnsucht der Menschen nach sozialen Kontakten wieder neu entfachen? Die Frage ist, welche sozialen Energien diese Unverfügbarkeit nun freisetzt. Solidarität? Zivilcourage? Mut?

Zwei Tendenzen werden sichtbar: Gemeinsamkeit eint in der Krise, Einkaufen für den kranken Nachbarn, engerer Zusammenhalt in Familie und Bekanntenkreis. Die Not in der Krise vereint in neuer ungekannter Art und Weise und verschafft uns ein neues Empfinden von Gemeinschaftssinn. Es entsteht eine Solidarität im Sinne gegenseitiger Hilfe, aber auch Solidarität im Widerstand gegen die Zwangsmaßnahmen bis hin zu einer Solidarität mit denen, die Zwangsmaßnahmen zu verantworten haben (Stockholm-Syndrom). Letzteres mag mit dafür verantwortlich sein, dass sich in den ersten 8 Monaten der politischen Corona-Krise nur wenige Menschen wirklich öffentlich gegen die NPI-Maßnahmen (*non-pharmaceutical interventions*) äußerten beziehungsweise sie hinterfragten.

Aber andererseits: Gemeinsamkeit entzweit, das Virus kann überall sein, Ansteckung und potenzielle Gefahr können auch vom besten Kollegen ausgehen. Die Unschuldsvermutung, eine unserer Grundfesten des zivilisierten Zusammenlebens, wird brachial außer Kraft gesetzt. Die Folgen sind Misstrauen, Distanz und Rückzug. Schlagworte dieser Zeit. Eine paradoxe Situation, die gerade für Kinder und Jugendliche schwer zu bewältigen ist.

Hartmut Rosa stellt fest, dass Kinder und Jugendliche verstärkt unter Isolation und Abstandsgebot leiden, vor allem bezüglich

Kollateralschäden

ihrer »Peergroup«. Nähe, Körperkontakt und Interaktion sind Faktoren, die viele junge Menschen sehr vermissen. Wie wichtig für die emotionale und soziale Entwicklung der Freundeskreis der Gleichaltrigen ist, zeigt sich in den Antworten der Jugendlichen auf die Frage: »Was vermisst du am meisten?« »Dass ich meine Freunde nicht treffen kann!« Das Gefühl, wehrlos und machtlos zu sein, ist bitter, macht einsam und zuletzt sprachlos.

Unterricht vor Corona war Lernen im Team, Gruppenarbeit, Nähe, Miteinander, »die Köpfe zusammenstecken«. Wenn Lehrer jetzt die Kinder »auseinandertreiben« müssen, zum Sitzen am Einzelplatz auffordern, zum Tragen von Maske anhalten, dann ist das vor allem für jüngere Kinder schwer zu verstehen, und noch schwerer ist es, sich nachhaltig an diese Abstandsregeln zu halten. Vor allem, weil diese Regeln weitgehend nicht logisch erklärbar, stimmig angewandt und daher für ein Kind nicht nachvollziehbar sind und sinnvoll verinnerlicht werden können. Dennoch ist Präsenzunterricht immer noch viel besser als die Isolation durch Homeschooling.

Fehlende soziale Energie führt nicht nur zu Mattigkeit, Müdigkeit, Antriebslosigkeit und depressiver Grundstimmung. Die Lehrkräfte beobachten einen weiteren Aspekt im schulischen Kontext, ein »Ummünzen« der sozialen Energie in Negativenergie, die Zunahme aggressiver Zwischenfälle und verbaler Pöbeleien, vermehrte Fälle von Mobbing, ja eine deutlich geringere Resilienz.

Ein bis dato völlig unauffälliger Schüler schmeißt ohne erkennbaren Anlass mit Vehemenz eine leere Flasche auf den Boden. Auf den herumliegenden Scherben trampelt er herum und ist schwer zu beruhigen.

Die ermattete Gesellschaft

Ein zweites Beispiel: Eine Meinungsverschiedenheit zwischen zwei Schülerinnen eskaliert derart heftig, dass sich beide Mädchen raufend und sich gegenseitig an den Haaren ziehend auf dem Boden wälzen und kaum zu trennen sind. Es könnten weitere Begebenheiten angeführt werden. Die Sprache ist vulgärer, der Ton deutlich rauer geworden.

Es ist auch hier das negative Vorbild von Politik und Gesellschaft, wo die Sprache deutlich rauer und unzivilisierter geworden ist. Begriffe wie »Zügel anziehen« oder »brachial durchgreifen«, ja sogar Hasskommentare werden nahezu ungestraft und vor allem inflationär benutzt. (»Ich hingegen möchte an dieser Stelle ausdrücklich um gesellschaftliche Nachteile für all jene ersuchen, die freiwillig auf eine Impfung verzichten. Möge die gesamte Republik mit dem Finger auf sie zeigen.« Zitat Nikolaus Blome im *Spiegel*, 07.12.2020)[54]

Zurück zum schulischen Kontext: Die Sprechstunde der Schulsozialarbeiterin ist so frequentiert wie nie. Der positive Effekt dabei ist, dass die Schülerinnen und Schüler aus freien Stücken, aus eigener Initiative heraus kommen.

Ich wende mich nochmals den Ausführungen des Herrn Professor Rosa zu. Er beschreibt die Welt, wie wir sie bis dato kennen, wie wir uns in ihr bewegen, als Aggressionspunkt: Es muss ganz viel bewegt werden – hohe Dynamik, hohes Wachstum und hohe Geschwindigkeit spielen dabei eine wichtige Rolle. Was ist daraus geworden in Zeiten des Lockdowns? Die massive Verlangsamung in der realen Welt. In der digitalen Welt dagegen »rasen die Ströme immer noch«. Eine hässliche Begleiterscheinung ist die Zunahme von Cybermobbing.

Kollateralschäden

Von John F. Kennedy stammt der Spruch: »Das Wort Krise setzt sich im Chinesischen aus zwei Schriftzeichen zusammen – das eine bedeutet Gefahr und das andere Gelegenheit.«[55]

Corona-Krise als Gelegenheit? Krise als Chance? Was sagt der Soziologe dazu? »Wenn man nach optimistischen Deutungen der Lage sucht, würde ich sagen, genau darin liegt die Chance: dass man neue Formen der Erfahrung des In-der-Welt-Seins und Miteinander-Umgehens erlebt, von denen wir vielleicht auch profitieren oder zehren können, wenn die ökonomischen Konsequenzen, die unerfüllbaren Steigerungszwänge zuschlagen.«

Derzeit fällt es zugegebenermaßen schwer, Positives und Chancen in der Krise zu entdecken. Der Verlust von Arbeitsplätzen, wankende Gesundheitssysteme, bildungspolitische Kapriolen, reduziertes Tempo, schwindende soziale Energie. Herausforderungen, die uns zum »Phönix aus der Asche« machen? Das Virus, »der Feind«, zwingt uns dazu, diese Herausforderungen anzunehmen. Das Virus, das im Rahmen unserer Evolution immer ein Freund war, denn große Teile unseres Genoms bestehen aus viralem Erbmaterial, welches wir in der Evolution der Menschheitsgeschichte in uns inserierten und damit zum Beispiel erst komplexe Stoffwechselwege ermöglichten.

Ja, Solidarität ist spürbar, in Form von Rücksichtnahme der Jüngeren auf die Älteren und Schwächeren, auf die freiwillige Einschränkung der persönlichen Freiheiten. Aber Hartmut Rosa drückt es so aus: »Da bin ich nicht so überzeugt, dass die Corona-Erfahrung ausreicht, um uns plötzlich in durch und durch zivilisierte Menschen zu verwandeln. Wir sollten nicht blauäugig sein.«

»Bröckelnde Mythen«

Wir dürfen nicht resignieren, trotz der komplexen und gewaltigen Herausforderungen, vor denen wir stehen.

»Bröckelnde Mythen«

Wir sehen einem neuen Jahr entgegen und fragen uns, wie die Zukunft aussehen wird. Wird Corona auch im Jahr 2021 das allumfassende Thema bleiben? Werden die ergriffenen Maßnahmen helfen, oder stolpern und straucheln wir weiter durch das Pandemie-Geschehen?

Prof. Dr. Dr. Harald Walach – klinischer Psychologe, Philosoph und Wissenschaftshistoriker, Professor an der Medizinischen Universität Poznan, Polen, Gastprofessor an der Universität Witten-Herdecke – stellt in seinem Blogbeitrag vom 8. Dezember 2020 die Frage: »Das Stolpern geht weiter – Neue Einsichten, neue Bewegungen?«[56]

Seit März 2020 schreibt Professor Walach über die Entwicklung der Corona-Pandemie, er informiert, zitiert Daten und Forschungsergebnisse und klärt auf. Rasch sei ihm aufgefallen, so der Wissenschaftler, dass »das schnell geronnene Mainstream-Narrativ vom Killervirus höchstwahrscheinlich falsch ist«. Harald Walach hätte sich gewünscht, dass die andere Seite der Medaille betrachtet wird, dass diese Informationen an die Entscheidungsträger weitergegeben würden und in einen demokratischen Entscheidungs- und wissenschaftlichen Erkenntnisprozess gelangten. Er bedaure sehr, dass auf Angebote wissenschaftlicher Beratung und Unterstützung, die dem Gesundheits- und Innenministerium gemacht wurden, nicht re-

Kollateralschäden

agiert wurde, gleichwohl es sich um Angebote renommierter Wissenschaftler handelte.

Ein politisch-wissenschaftlicher Diskurs, der auch die Meinung der Gegenseite zu Wort kommen lässt, dies sieht Walach als seine Aufgabe an, der »Gegenseite« seine Stimme zu verleihen. Es könne nicht sein, dass man als Wirrkopf, Demokratiegegner, Faktenleugner usw. beschimpft würde, wenn man eine Meinung äußere, die nicht konform zum »Mainstream-Narrativ« ist.

Wir betrachten nochmals die Frage nach der Zukunft, die uns alle Ende 2020/Anfang 2021 beschäftigt: Die Menschen wollen Erklärungen, wissensbasiert, vernünftig und maßvoll, sie wollen wissen, womit sie es tatsächlich zu tun haben, wollen Prognosen – und sie wollen Entlastung. Die Covid-19-Todesraten: ein Schreckgespenst und Konfrontation mit dem vielleicht letzten Tabu unserer Gesellschaft, dem Tod. Wie steht es um die Sterblichkeit in Deutschland? Wird denn heute »mehr gestorben« als früher? »Nein« ist die ebenso kurze wie prägnante Antwort von Professor Walach. »Bröckelnde Mythen« – so bezeichnet er die inkorrekte Wahrnehmung, dass die Todesrate exorbitant hoch sei – im Vergleich zu früheren Jahren.

Kurzer Exkurs: Was ist eigentlich ein Mythos? Das Wort kommt aus dem Griechischen und bedeutet sagenhafte Geschichte, Erzählung; oftmals mit der antiken Götterwelt der Griechen als Inhalt. Heute verwenden wir den Begriff, um etwas Unwahrscheinliches, der Fantasie Entsprungenes zu beschreiben. Mythen sind Ausdruck unserer Ängste, Sehnsüchte, Wünsche und Konflikte. Mythen üben seit jeher eine starke Faszination auf Menschen aus.

Walachs »Nein« basiert auf den Daten des Statistischen Bundesamtes zur Mortalitätsrate. So traten in den ersten Wochen der Jahre 2016–2019 mehr Todesfälle auf als 2020. Ab der zweiten Märzwoche bis Mitte Mai war dann im Jahr 2020 die Mortalitätsrate höher. Es erfolgte die gleiche Periodisierung wie in vergleichbaren Vorjahreszeiträumen, der »Ausgleich« zu den Vorjahren war dann wieder im Sommer. Ohne weiter ins Detail zu gehen (diese Daten des Bundesamtes für Statistik sind öffentlich zugänglich), kann man konstatieren, dass eine signifikante Abweichung zu den letzten Jahren nicht erkennbar ist.

Interessant in diesem Zusammenhang ist die Betrachtung der Variabilität, der Vielfältigkeit der weltweiten Todesraten an Covid-19. Dies wurde in einer 180 Länder umfassenden Studie untersucht. Was bedingt diese unterschiedlichen Mortalitätszahlen? Professor Walach zeigt auf, dass interessanterweise der Einfluss der politischen Maßnahmen der an der Studie beteiligten Länder unerheblich sei. Dagegen spiele zum Beispiel die geographische Lage eine große Rolle, ob nördlich oder südlich gelegen, die Höhe des UV-Index und damit die Verfügbarkeit von Vitamin D. Aufschlussreich seien ebenso die Altersstruktur und der Gesundheitszustand der Menschen sowie das Bruttosozialprodukt. Genauer gesagt, je mehr ältere Menschen es in einem Land gebe, desto höher sei dann auch die Todesrate. Parameter seien ebenso die »Wohlstandserkrankungen« (Herzinfarkt, Übergewicht, Bluthochdruck und weitere), die eben die Mortalitätsrate erhöhten. Wellen mit Todesfällen habe es schon immer gegeben, so Walach. Atemwegs-, Herz- und Kreislauf-Erkrankungen seien die üblichen Todesursachen bei alten Menschen. Diese Belas-

Kollateralschäden

tung des Systems müsse Maßstab für alle Maßnahmen sein, so fordert der Wissenschaftler.

Was ist mit »System« gemeint? Menschen in belastenden und belasteten Infrastrukturen, in Krankenhäusern, in Alten- und Pflegeheimen, in psychiatrischen Einrichtungen. Ärzte und Pflegepersonal, die in diesen Infrastrukturen zum Teil völlig überlastet sind, die an die Grenzen ihrer Kapazitäten und Kräfte gelangen, ist Thema seit Beginn von Corona.

Wie steht dies im Vergleich zu einer Schlagzeile vom April 2020 in der *Berliner Zeitung*? »Spahn will Intensivbetten für Covid-19-Patienten reduzieren.«[57] Obwohl seine Berater vom RKI oder der Charité unablässig von der zweiten Welle redeten, verkündete der Gesundheitsminister, man habe inzwischen 10 000 freie Intensivbetten. »Die werden wir auf Dauer nicht so vorhalten. Wir müssen jetzt darüber reden, wie wir auch da zu einer neuen Normalität im Krankenhausbetrieb kommen.«

Ein paar Monate später wird wieder von der Gefahr der Überlastung des Gesundheitssystems gesprochen. Wie geht das zusammen?

Der Pandemiebegriff wurde ab 2009 einem Bedeutungswandel unterzogen. Dem Verband der Arzneimittelhersteller VfA gelang im Februar 2020, also unmittelbar vor der Panikwelle der Regierenden, eine gute Definition: »Mit dem Begriff Pandemie beschreibt man eine weiträumige Epidemie. Sie erfasst ganze Landstriche, Kontinente oder breitet sich global aus. Ein Beispiel ist die sogenannte Spanische Grippe, die zur Zeit des ersten Weltkrieges weltweit rund 500 Millionen Erkrankte und bis zu 50 Millionen Tote zur Folge hatte.« Der Begriff der Pan-

demie ist dabei nicht an eine bestimmte Anzahl von Betroffenen geknüpft, was am Beispiel der sogenannten SARS-Pande-
mie aus dem Jahr 2002/2003 gezeigt wird: Das Virus infizierte
rund 8000 Menschen weltweit und forderte insgesamt 774 Tote. Das ist ein klarer Verweis darauf, dass die Pandemie durch
die Tödlichkeit der Erkrankung (SARS 2003/2004 = 9,7 Prozent,
im Vergleich dazu Corona = ca. 0,2 Prozent) gekennzeichnet
ist und nicht durch die Anzahl der Infizierten beziehungsweise
positiv PCR-getesteten Personen.[58]

Wenn schon der Begriff der Pandemie als »Überlastung des Gesundheitssystems« politisch geprägt und verunstaltet wird, dann
sind wir als Bevölkerung gefragt, klug mit dem Erreger umzu-
gehen. So äußert sich auch Professor Walach: »Klug mit den Erregern zusammenleben« statt »Hauruckverfahren der Impfentwicklung und allgemeine Maskenpflicht und Abstandsregeln«.
Wesentlich sei die zwischenmenschliche Nähe sowie die Reduktion von Angst und Stress.

Wir fordern insbesondere im Umgang mit Kindern eine dees-
kalierende und angstbefreite Vorgehensweise, um Kinder nicht
unnötig in vermeidbare Traumata zu stürzen, weil sie den Wahrheitsgehalt von Informationen nicht einordnen können und damit noch anfälliger für Mythen sind.

Kollateralnutzen?

Dass die Pandemie, beziehungsweise unser Umgang damit,
Kollateralschäden mit sich bringt, habe ich bereits ausgeführt.
Aber kann es auch Kollateral*nutzen* geben? Wir schauen auf die
Wortbedeutung. Kol-lateral: kol vom lateinischen Präfix *con* (zu

Kollateralschäden

Deutsch: mit) und lateral vom lateinischen Adjektiv *lateralis* (zu Deutsch: seitlich, seitwärts).

Dies wäre die Chance, aus der Krise der Pandemie einen kollateralen Nutzen als positive Begleiterscheinung ableiten zu können, sozusagen eine positive Nebenwirkung. Gibt es die? Dazu ein Beispiel aus der Schule.

Mittwoch, 8.5.2020, Geschichtsunterricht in der 9. Klasse. Die Schülerinnen und Schüler sind gerade erst wieder aus dem Lockdown zurück im Präsenzunterricht. Der Geschichtslehrer und sein Deutsch-Kollege thematisieren die Bedeutung des Datums in einem Rollenspiel-Gespräch folgenden Inhalts: Dienstag, 8.5.1945, Kapitulation der Wehrmacht. Dieser Tag steht für die Befreiung vom Nationalsozialismus und erinnert an das Ende des Zweiten Weltkrieges. Das Ende 12-jähriger Gewaltherrschaft der Nationalsozialisten. 12 Jahre, in denen Menschen willkürlich verhaftet und getötet wurden, nur weil sie ihre Meinung äußerten, ihren Glauben lebten oder sich zu einer anderen Lebenseinstellung bekannten.

Ein dunkles Kapitel der deutschen Geschichte, in dem 6 Millionen Juden grausam ermordet wurden. Wir sollten uns immer wieder daran erinnern, dass unser freiheitliches Leben, unsere Grundrechte nicht selbstverständlich sind.

»Apropos Grundrechte: Über die wird in Corona-Zeiten viel debattiert«, so leitet der Lehrer über. Handmeldungen der Schülerinnen und Schüler, Berichte über Corona-Demonstrationen, die sie im Fernsehen gesehen hätten, über Leute, die sich in ihrem Grundrecht eingeschränkt fühlen, die durch die Kontaktsperren die Meinungs- und Versammlungsfreiheit gefährdet sehen. Alle müssten vorsichtig sein, dass die Einschränkungen nicht klammheimlich zur »neuen« Normalität würden. Der Lehrer fasst zusammen: »Eine Diktatur, in der Menschen brutal unterdrückt werden, darf es bei uns nie wieder geben.«

Dann Vorstellen des Grundgesetzes mit seinen 19 Kernartikeln. Die wesentlichen werden vorgelesen und diskutiert: Die Würde des Menschen ist unantastbar, das Recht auf freie Entfaltung, auf Gleichheit aller Menschen, Glaubensfreiheit, Meinungs- und Pressefreiheit, Versammlungsfreiheit. Grundlage für ein Leben in Freiheit und Sicherheit.

»Dieses Buch, so dünn und unscheinbar es aussehen mag, es birgt eine starke Kraft in sich. Jedoch nur dann, wenn die Inhalte gelebt und verstanden werden, die darin festgeschrieben sind. Die Basis unserer Demokratie, unserer Freiheit. Ich möchte es euch heute schenken, jedem ein Exemplar in die Hand geben.« Mit diesen Worten wird jedem Neuntklässler ein Exemplar des Grundgesetzes auf den Tisch gelegt. Ein paar der Bücher mit dem schlichten weißen Umschlag bleiben übrig.

»Schaut hinein, lest darin, gebt es weiter, lebt es vor!«, werden die Schülerinnen und Schüler aufgefordert. Ein Junge meldet sich: »Kann ich bitte noch ein Buch bekommen, ich möchte meiner Schwester eins mitbringen.« Und eine weitere Wortmeldung, zwei, drei. Nach ein paar Minuten sind alle Grundgesetze verteilt, »unters Volk gebracht«. Eine kleine Episode nur. Eine normale Geschichtsstunde einer neunten Klasse zu Corona-Zeiten? Gelebte Demokratie, Kollateralnutzen.

Gleiches ereignet sich am 9.5.2020 auf dem Freiburger Münstermarkt. Hundert Grundgesetze sind in 45 Minuten vergriffen,

Kollateralschäden

mit Interesse aufgenommen, um darin zu lesen, sich bewusst zu werden, welche Freiheiten wir uns aus der Vergangenheit Deutschlands erkämpft haben, die jetzt ganz offenbar kampflos hergegeben werden, besonders zum Nachteil der jungen Menschen.

Stille Zeit, Zeit zum Innehalten, Zeit für Wesentliches, innere Einkehr, so beschreiben die Menschen die Zeit der Pandemie. Mein Postbote sagt, dass noch nie so viele Briefe geschrieben und Pakete verschickt wurden wie momentan. Und er ist immerhin schon 38 Jahre im Dienst.

Und die Nachbarin erzählt, dass sie in den 2 Wochen Quarantäne fünf Paar Strümpfe gestrickt hat: für jeden Enkel ein Paar.

Weitere Chancen für Kollateralnutzen – im Geiste des Grundgesetzes – wären zum Beispiel die Modernisierung und Digitalisierung der Schulen, neue Formen der gemeinsamen Nachbarschaftshilfe, bewussterer Umgang mit der Umwelt durch bewussteren Umgang mit vermeidbaren Flügen, mehr Online-Meetings, die Reihe ließe sich fortsetzen.

Blick in die Zukunft

»Immer wieder wird jungen Menschen suggeriert, wer keine Maske trägt, sei ein Mörder!«, so die Überschrift von Michael Hüters Artikel vom 11.12.2020 auf der Plattform *clubderklarenworte.de*. Hüter zeigt auf, welchen Stellenwert Kinder und Jugendliche im Kontext Corona haben: »Eine Gesellschaft, die implizit sagt, Kinder und Jugendliche sind nicht systemrelevant, will keine Zukunft!« Kinder und Jugendliche – so der Historiker und Kindheitsforscher – seien keine Virusgefahr für die Gesellschaft. Sie seien und blieben unsere einzige Zukunft.

Dies habe ich meinem Buch als Motivation vorangestellt: Die Kinder der »Generation Maske« sollen für ihre Zukunft nicht zur Generation mit Maske gehören müssen. Sie sollen nicht eine Generation traumatisierter und empathiebefreiter Wesen sein, sondern empathisch und solidarisch mit schwachen und kranken Menschen.

Im letzten Kapitel schauen wir nach vorne. Es ist ein Blick in die Zukunft, denn unsere Kinder haben ein Recht auf Zukunft. Es sind Entwürfe für ein Leben mit – oder eher trotz – Corona, für Wege aus der Krise. Vom Kollateralschaden hin zum Kollateralnutzen? Was bedarf es dazu? Was benötigen unsere Kinder für eine gelingende und gelungene Zukunft?

Ich sehe fünf Bereiche, die zusammenfassen, was ich im Verlaufe des Buches thematisiert habe, was sich als wesentlich heraus-

Blick in die Zukunft

kristallisiert hat. Nun formuliert als Fünf-Punkte-Programm: das Programm STARK. Denn stark, das muss die »Generation Maske« sein!

Das Fünf-Punkte-Programm **STARK**:

Solidarität und Sicherheit
Therapie und Medikation
Angstbewältigung
Resilienz und Robustheit
Kompetenz und Mündigkeit

Bevor wir jeden Bereich genauer ansehen und seine »Zukunftstauglichkeit« zeigen, vorab ein kurzer Überblick.

Solidarität der Erwachsenen mit den Kindern und Jugendlichen. Das impliziert Unterstützung, Zusammenhalt und Hilfe – was gerade in der Krise ungemein wichtig ist. Zudem vermittelt es Sicherheit.

Therapie und Medikation brauchen wir, wenn wir krank sind. Corona ist eine Krankheit, die bei Kindern meist milde verläuft. Es gibt Medikamente und es werden weitere entwickelt, die lindern, helfen und retten. *(Grippe)*

Angstbewältigung, Umgang mit Angst, ist ein ganz wichtiger Punkt. Denn Angst und Panik sind schlechte Ratgeber, sie lähmen, machen mut- und kraftlos und schränken die Fähigkeit ein, selbst zu denken und Abstand zu gewinnen.

Resilienz und Robustheit bedeuten eine psychische und physische Widerstandsfähigkeit, Unempfindlichkeit und Stabilität gegenüber Störungen. Hier geht es um Prävention und um die

Stärkung des Immunsystems, um seelisches und körperliches Gleichgewicht.

Kompetenz und Mündigkeit, wir können auch sagen: Wissen ist Macht. Aufgrund von Sachinformationen Situationen richtig einschätzen können, zum mündigen Bürger werden, Wahrheit und Lüge unterscheiden können – das beschreibt der fünfte, vielleicht wichtigste Punkt im Programm STARK.

Solidarität und Sicherheit

Solidarität wird derzeit viel beschworen. Ist der Begriff zur Leerformel geworden? Solidarität – abgeleitet vom lateinischen Wort *solidus* (zu Deutsch: gediegen, echt, fest) – drückt eine Haltung der Verbundenheit, des Zusammenhalts und der Unterstützung aus. Mit wem könnte man solidarischer sein als mit unseren Kindern? Wer braucht unsere volle Unterstützung?

Irrtümlicherweise als »Superspreader« bezeichnet, ins Homeschooling geschickt, von Freunden und Bekannten getrennt, als Kontaktpersonen in Quarantäne gesetzt – möglicherweise zu Hause in sehr belastenden Situationen –, ein angestiegener, ungefilterter Medienkonsum und Cybermobbing sind die Folge.

Die Dunkelziffer von häuslicher Gewalt, von Kindeswohlgefährdung, ist höher denn je. Das befürchten besorgte Psychologen, Pädagogen und Mediziner. Dabei geht es nicht nur um körperliche Gewalt, sondern vor allem auch um emotionale Schädigungen, die versteckter, weniger greifbar, aber deswegen auch umso schwieriger zu erkennen und zu therapieren sind.

Blick in die Zukunft

Solidarität in unserem Kontext bedeutet Präsenz und Sicherheit. Gerade für diese gefährdeten Kinder sind verlässliche Orte wie die Schule, die Kindertagesstätte, das Jugendzentrum »lebensnotwendig«. Es sind Orte der Zuverlässigkeit und Zuflucht. Hier können sich die Kinder vertrauten Personen mitteilen, Hilfen können auf den Weg gebracht werden. Deshalb: Lasst diese Plätze offen für alle Kinder, aus Solidarität und für Sicherheit!

Dass dieses Postulat der Solidarität auch auf andere schützenswerte Gruppen zutrifft, ist selbstverständlich. Es gilt auch für alte, pflegebedürftige, schwache und kranke Menschen, die Generation der Großeltern. Ich habe in meinem Buch die »junge Generation« im Fokus. Gerade deshalb stehen Kinder und Jugendliche im Zentrum der Betrachtung.

Therapie und Medikation

»Und wenn ich an Corona erkranke …?«, sorgt sich Tino, 9 Jahre.

Tino, 9 Jahre

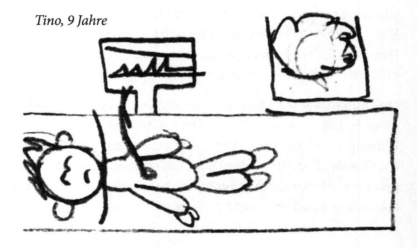

Therapie und Medikation

Ein zugelassenes Medikament ist zum Zeitpunkt, da ich dies schreibe, noch nicht auf dem Markt, aber Forschung und Wissenschaft arbeiten mit Hochdruck an einem Wirkstoff. Hier zwei Beispiele für die derzeitige Entwicklung von Medikamenten für Corona-Patienten.

Vom Biotechunternehmen Formycon aus Martinsried im Münchner Landkreis kommen hoffnungsvolle Botschaften: Die Entwicklung eines ACE2-Antikörper-Fusionsproteins, kurz FYB207, ist gelungen. Einfach dargestellt: FYB207 ist wie ein Türsteher, der ungebetenen Gästen den Zutritt verwehrt. In unserem Fall nutzt das ungebetene SARS-CoV-2-Virus den Rezeptor ACE2 als Eintrittspforte. FYB207 kann diesen Zugang verwehren. Mit dieser Methode könnte die Infektion von Zellen vollständig verhindert werden. Eine ebenso spannende wie kausal bezogene Methode, die – so Formycon – auch dann wirkt, wenn sich das Coronavirus durch Mutation verändert. Denn der zentrale Zugang zur Zelle ist für dieses Virus eine sehr konservative Eigenschaft.[59]

Hiermit würden vor allem auch schwer erkrankte Patienten behandelt werden können, bei den weniger schweren Fällen, also den 95 Prozent leicht Erkrankten, brauchen wir keine lebensrettende Therapie, denn nach 2–4 Tagen leichter Beschwerden schafft es das Immunsystem von allein, damit fertig zu werden.

Eine rasche Zulassung des Medikaments ist geplant, im Gegensatz zu den fahrlässig schnell zugelassenen Impfstoffen dieses Mal nach den geltenden regulatorischen Vorgaben für Arzneimittel.

Bereits vorhanden – und bei Influenza-Erkrankung erfolgreich eingesetzt – ist das Medikament Monulpiravir – MK-4482/EID-

Blick in die Zukunft

2801. Es ist ein sogenanntes Nukleosid-Analogon, welches den natürlichen Bausteinen der RNA (Ribonukleinsäure) ähnelt. Monulpiravir funktioniert so, dass es Kopierfehler in die Viren-RNA einbaut und diese somit abtötet. Das Mittel wird oral verabreicht, zu Risiken und Nebenwirkungen ist allerdings noch nicht viel bekannt, erste pharmakologische Experimente sind aber vielversprechend.

Und was sagen wir dem 9-jährigen Tino? Die wichtigste Botschaft, die wir erkrankten Kindern vermitteln müssen, ist die: Ich bin für dich da, ich kümmere mich um dich, alles wird gut. Es geht um emotionale Unterstützung.

Corona-Krankheitsverläufe sind bei Kindern eher milde. Die Therapie ist ähnlich wie bei einer Influenza-Erkrankung: Bettruhe, ausreichend viel Flüssigkeit, im Einzelfall die Gabe von Kortison. Gesunde Ernährung und Immunstimulation sind hier wichtige Faktoren, denn ein wirklich fittes Immunsystem lässt einer manifesten Corona-Infektion gar keine Chance.

Angstbewältigung

Wann immer über Corona und Kinder berichtet wird, ist der Begriff »Angst« mit dabei. Wovor haben die Kinder und Jugendlichen Angst? Dies listen wir stichpunktartig auf:

→ Angst um die eigene Gesundheit und die der Familie.

→ Angst, in der Schule den Anschluss zu verlieren und die Prüfungen nicht zu schaffen.

→ Angst vor wirtschaftlicher Not der Familie.

Angstbewältigung

→ Angst vor Einsamkeit, Ausgeliefertsein, Strafen und Schlägen.

→ Angst vor dem Tod.

Angst führt zu seelischen und körperlichen Beschwerden, zu Isolation und Depression.

Weitere Ausführungen zum »Kollateralschaden Angst« von Herrn Professor Kuhbandner haben wir weiter oben angeführt.

Ich finde man müsste mehr machen und auch mehr für die Risikopatienten. Gerade ich bin noch sehr jung und durch irgendeine Kleinigkeit bekomme ich Corona und ich kämpfe um mein Leben. Ich habe sehr Angst davor.

Lara, 14 Jahre

Hierbei geht es um Angstüberwindung, denn Angstvermeidung ist leider derzeit nur schwer oder nicht mehr möglich. Zu viele Informationen, Bilder und Geschichten, die Angst machen, strömen auf die Kinder ein.

Das Überwinden der Angst – diese Begrifflichkeit impliziert ein aktives Handeln, denn letztlich können Ängste nur durch eigenes Tun überwunden werden. Unsere Aufgabe als Erwachsene, als Eltern und als Lehrer ist es, die jungen Menschen bei diesem Prozess zu begleiten und zu unterstützen.

Wie können wir das tun?

Blick in die Zukunft

»Du darfst Respekt haben. Das ist nichts Schlimmes.« Dies ist eine ganz wichtige Botschaft, verbunden mit der Aufforderung, über die Angst zu reden, denn Ängste müssen ernst genommen werden. Rückzugstendenzen und Vereinsamung müssen verhindert werden. Die Kinder sollen in Bewegung bleiben, sich mit anderen treffen – mit Abstand, draußen, wie auch immer.

Viele Kinder müssen jetzt auf sportliche Aktivitäten verzichten, auch auf andere verbindende Elemente wie gemeinsames Musizieren, Theaterspielen oder Basteln. Dieser Verzicht macht es schwierig, Frust oder Druck ab- und Energie aufbauen zu können.

Die vordringliche Aufgabe der Eltern, der Lehrkräfte und weiterer erwachsener Vertrauenspersonen besteht nun darin, den Kindern die Angst vor der Angst zu nehmen, den Kreislauf der »erwarteten Angst« zu durchbrechen, keinen ängstlichen Umgang miteinander zu pflegen, sondern respektvolle, erreichbare Ziele anzusteuern und Alltagsrituale zu pflegen.

Die Angst vor dem Tod ist eines der letzten Tabus in unserer Gesellschaft. Wir als Erwachsene müssen Gespräche und Überlegungen zum Thema »Endlichkeit« mit Kindern zulassen. Denn kein Thema ist so absolut mit dem Leben verquickt wie der Tod. Dem Tod respektvoll zu begegnen, das können wir von den asiatischen Völkern lernen, wo der Tod schon im Kindesalter thematisiert und in den Alltag mit eingebunden wird.

Resilienz und Robustheit

Widerstandsfähigkeit und Stabilität gegenüber Störungen – das drücken die Begriffe Resilienz und Robustheit aus. Wer resilient ist, verfügt über eine optimistische Grundeinstellung, kann unabänderliche Situationen akzeptieren, pflegt tragfähige Beziehungen und Kontakte, zeigt Souveränität im Umgang mit widrigen Umständen. Man könnte Resilienz auch mit den Begriffen Ruhe, Kraft und Stärke bezeichnen.

Wie kann die Resilienz bei Kindern gefördert werden? Ihr Selbstvertrauen muss gestärkt werden, ihre Talente müssen erkannt und ausgebaut werden, zudem müssen sie lernen, ihre Probleme selbstständig zu lösen. Die Rolle der Erwachsenen hingegen besteht darin, Impulse zu geben, die Kinder achtsam zu begleiten, aber auch in der Förderung von Lebensfreude und Optimismus, eine positive wie konstruktive innere Kommunikation aufzubauen, eine Selbstwirksamkeit und Proaktivität ebenso zu unterstützen wie die Pflege eines positiven Selbstbildes und der Selbstwertschätzung.

Zur Resilienz benötigen Kinder realistische Ziele, einen Lebensplan, der begeistert. Letztlich ausschlaggebend sind eine hohe emotionale und soziale Intelligenz, ein Freundesnetzwerk sowie Glaubenssätze und Werte, die eine klare, wertstabile, durchaus auch an christliche Werte orientierte Richtung vorgeben und stärken. Orientierung und Anleitung zur bitter notwendigen Entwicklung von Resilienz müssen unsere Kinder und Jugendlichen von uns – den Eltern, den Lehrkräften, den vertrauten Personen – erhalten und vorgelebt bekommen. Bei den Regierenden können Kinder der Generation Maske diese Resilienz kaum erkennen.

Robustheit – das bezieht sich nicht nur auf eine körperlich starke Kondition. Organisch robust ist jemand, den kein Wind und

Blick in die Zukunft

auch kein Sturm so schnell umweht. Der immun ist gegen äußere Angriffe, der über gute Abwehrkräfte verfügt und der mit einem starken Immunsystem ausgestattet ist. Der Stärkung unseres Immunsystems sollten wir uns in der Tat intensiv widmen. Ist ein gut aufgestelltes Immunsystem doch die beste Vorsorge gegen Virus-Angriffe.

Wie funktioniert eigentlich das Immunsystem? Ein kurzer Exkurs.

Das Immunsystem ist ein komplexes System aus verschiedenen Organen wie Milz und Leber, aber auch Knochenmark und Lymphknoten, Zelltypen wie Makrophagen, Granulozyten und T- beziehungsweise B-Lymphozyten und Molekülen wie die Antikörper, nicht zu vergessen die zahlreichen Zytokine und Rezeptoren auf der Oberfläche von Zellen.

Also in der Tat ein sehr komplexes System!

Man unterscheidet zwei Teile des Immunsystems: das angeborene und das erworbene. Das angeborene, »hauseigene« System spürt die meisten Krankheitserreger binnen kurzer Zeit auf und eliminiert sie. Es reagiert jedoch zunächst nicht spezifisch auf bestimmte fremde Eiweißstoffe, sondern erkennt alles als fremd, was sich nicht als körpereigen ausweisen kann. Dazu gehören Pilze, Bakterien, Fremdkörper wie Ruß und andere Schadstoffe, und auch virale Partikel. Einigen Erregern kann es wie bei einem Katz-und-Maus-Spiel trotzdem gelingen, diese erste Bastion unbeschadet zu überwinden.

Wie an vielen Stellen in unserem Organismus ist besonders beim Immunsystem vieles redundant angelegt, das heißt, unterschiedliche Einheiten sind für gleiche Aufgaben zuständig.

Resilienz und Robustheit

Daher tritt dann das erworbene Immunsystem auf den Plan. Es bildet innerhalb weniger Tage Immunzellen, die ganz gezielt den Krankheitserreger attackieren. Woher wissen die Zellen, welches die »Bösen« sind? Sie erkennen dies anhand von Antigenen (Eiweißstoffen) auf der Oberfläche des Eindringlings und zerstören ihn.

Das Immunsystem räumt also auf. Dazu muss es allerdings voll funktionsfähig und stark sein. Das erworbene Immunsystem durchläuft einen Lernprozess, es »erinnert« sich an Krankheitserreger, mit denen es schon einmal zu tun hatte, agiert dagegen. Neugeborene und Kleinkinder haben noch kein ausgeprägtes, starkes Immunsystem erworben. Jahre später, als Jugendlicher, ist es dann voll funktionsfähig, unser Organismus hat gelernt, über den Kontakt mit einer Vielzahl von Erregern mit diesen fertig zu werden.

Das Immunsystem zu stärken, zu pflegen und auf volle Funktionsleistung zu bringen, das sollte die absolut vordringlichste Aufgabe derzeit sein, um den Eindringling Corona erst gar nicht hereinzulassen. Es ist doch viel intelligenter, ein bestehendes System von innen heraus allgemein zu stärken, als es von außen spezifisch zu reizen (Impfung) und dadurch zu aktivieren.

Was können wir zur Stärkung tun? So einiges: ausgewogene Ernährung, wichtige Vitamine (A, C, D, E), Mineralstoffe, pflanzliche Wirkstoffe wie Echinacin, ausreichend Schlaf, regelmäßige Bewegung, Entspannung, Sport, Stressvermeidung, Resilienz und einen gesunden Lebensstil pflegen.

Dabei nicht zu vergessen ist die psychische und neurologische Gesundheit, die unser Immunsystem stark beeinflussen kann. Hier soll nur kurz auf den Zusammenhang zwischen Psyche,

Blick in die Zukunft

Nervensystem und Immunsystem eingegangen werden, zusammengefasst in der Psychoneuroimmunologie (PNI). PNI versteht sich als interdisziplinäre, ganzheitliche Wissenschaft, die die wechselseitige Beeinflussung des Nerven-, Hormon- und Immunsystems durch die Psychosomatik und Psychotherapie zeigt. Warum PNI in der Corona-Krise nicht deutlicher in den Vordergrund gestellt wird, gerade angesichts unzureichend entwickelter Impfstrategien, das fragt sich auch Professor Christian Schubert von der Universität Innsbruck.[60]

Kompetenz und Mündigkeit

»Man kann nicht hoffen, die Welt zum Besseren zu wenden, wenn sich der Einzelne nicht zum Besseren wendet. Dazu sollte jeder von uns an seiner eigenen Vervollkommnung arbeiten und sich dessen bewußt werden, daß er die persönliche Verantwortung für alles trägt, was in dieser Welt geschieht, und daß es die direkte Pflicht eines jeden ist, sich dort nützlich zu machen, wo er sich am nützlichsten machen kann.« *(Marie Curie)*

Die Wissenschaftlerin und zweifache Nobelpreisträgerin Marie Curie ging als eine der wichtigsten Frauen des frühen 20. Jahrhunderts in die Geschichte ein und schuf die Grundlagen der modernen Nuklearphysik. Sie zeichnete sich nicht nur durch Unermüdlichkeit und innovatives Denken aus, sondern bewies auch persönlichen Mut und leistete im Ersten Weltkrieg wertvolle humanitäre Dienste.

Als Frau, die ihr Leben der Forschung verschrieb, ihre Gesundheit für die Wissenschaft aufs Spiel setzte und im Ersten Weltkrieg durch bahnbrechende Errungenschaften einen wichtigen gesellschaftlichen Beitrag leistete, war Marie Curie nicht nur in Fachkreisen hoch anerkannt. In einer Zeit, in der Bildung für Frauen noch längst nicht selbstverständlich war, setzte sie sich mit innovativem Denken und Fleiß in einer männerdominierten Welt durch und inspirierte viele Frauen der folgenden Generationen dazu, ihre eigenen Potenziale zu erkennen und einzusetzen.[61]

Von Marie Curie stammt auch dieses Zitat:

»Man braucht nichts im Leben zu fürchten, wenn man nur alles versteht.«

Der letzte, vielleicht wichtigste Punkt im »Programm für eine gelingende Zukunft« besteht darin, Information darüber zu geben, was Corona ist und was eben nicht: sachliche Information, nüchtern, adressatengerecht, wissensbasiert, vernünftig und maßvoll. Dies ist im Übrigen nicht nur auf Corona bezogen, sondern gilt ganz allgemein. Ein tragfähiges Zukunftsprogramm muss Heranwachsende zu mündigen Bürgern befähigen – in Respekt und Ehrlichkeit sowie Stärkung des Ichs durch angemessene Bildung.

Das Thema Corona gehört in die Schulen. Nicht im blinden Erfüllen von Vorgaben, sondern im Sinne von Verstehen und Verständnis haben – und zwar bereits in der Grundschule, ja sogar in der Vorschule, denn die Kinder können sich dem allumfassenden Thema Corona nicht entziehen. Schlimm ist es, wenn vor allem die jüngeren Kinder – die sich nicht eigenständig informieren können – mit Halb- oder Falschwissen abgespeist werden, wie zum Beispiel: »Wenn du die Maske nicht aufsetzt, stirbt Oma!«

Blick in die Zukunft

Was ist Wahrheit, was Lüge? Wenn das so einfach wäre! Formulieren wir es so: Der Wahrheit am nächsten komme ich, wenn meine Quellen nachvollziehbar und mehrfach überprüft sind, wissensbasiert und validiert. Den Kindern können wir es so erklären: Bevor du etwas glaubst, prüfe nach, frage Fachleute, sprich mit Menschen, denen du vertraust, denke selbst nach, mach dir ein Bild. Und dann entscheide.

Die Kinder müssen lernen und wissen dann:

→ Corona ist eine Krankheit, die in seltenen Fällen einen schweren Verlauf nehmen kann.

→ Ältere und schwache Menschen erkranken schwerer an Corona als junge. Deshalb müssen wir auf die älteren Menschen aufpassen, sie unterstützen und ihnen helfen, sie aber nicht ausgrenzen und alleinlassen.

→ Sehr viele Menschen infizieren sich mit dem Coronavirus, aber viele merken es nicht einmal; sie haben keine oder nur geringfügige Beschwerden.

→ 945 positiv getestete Menschen pro Tag heißt also nicht, dass 945 Menschen pro Tag sterben.

→ Nur dann, wenn du dich krank fühlst, Fieber oder andere Symptome hast, sei rücksichtsvoll und ziehe dich zurück, begebe dich quasi in »Quarantäne«. Der Begriff »symptomlose Kranke« ist ein ebensolcher Widerspruch wie eine »runde Ecke«.

Ältere Kinder und Jugendliche werden natürlich differenzierter informiert und zusätzlich mit Fragestellungen konfrontiert. Sie werden aufgefordert, kritisch nachzufragen und ihre Meinung frei zu äußern, zum Beispiel:

Kompetenz und Mündigkeit

→ Wie hilfreich ist der Mund-Nase-Schutz?
  Chancen und Risiken.
→ Wie wirkt Impfen, wie »züchtet« man Impfstoffe,
  welche Impfstoffe gibt es?
→ Was hat Impfen mit Gentechnologie zu tun?
→ Wer kann bestimmen – und warum –, ob ich mich
  impfen lasse?

Der »Leitfaden Demokratiebildung« des Kultusministeriums
Baden-Württemberg fordert geradezu dazu auf:

»Angesichts der aktuellen Diskussion um die politische Bildung
und mögliche Defizite in dieser staatsbürgerlich wichtigen De-
batte kommt der Demokratiebildung an Schulen eine noch be-
deutendere Rolle zu. Schulen sind als zentrale Orte des Kom-
petenzerwerbs von Kindern und Jugendlichen daher gefordert,
die Demokratiebildung wieder mehr in den Fokus zu rücken.«[62]

S-T-A-R-K: Fünf starke Fundamente, die sich in Schule und
Bildung wiederfinden müssen. Und hier noch einmal das Plä-
doyer für Präsenzunterricht. Denn zur Entwicklung einer reifen
und mündigen Gesamtpersönlichkeit bedarf es der Kooperation
zwischen Schülerinnen und Schüler, bedarf es des Lernens miteinander und voneinander. Dass dies auch einen wichtigen Beitrag zur Gewaltprävention an Schulen darstellt, zeigen Blendinger et al. auf.[63]

Vorausschau

Wie wird es in einem Jahr sein?

Wie wird es in einem Jahr sein? Wird Corona noch unseren Alltag beherrschen? Schülerinnen und Schüler verschiedener Altersstufen äußerten sich dazu. Die Bilder und Texte lassen Hoffnung erkennen, auch Realitätssinn, Reflexionsfähigkeit und Zukunftsprognosen. Das macht Mut hinsichtlich des eigenständigen Denkens der Generation Maske.

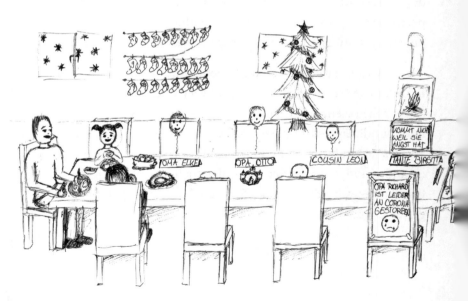

Anna, 12 Jahre: Weihnachten 2021

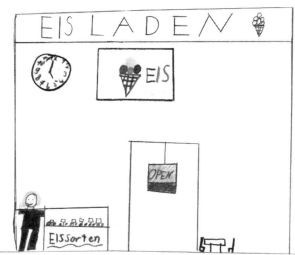

*Melli, 9 Jahre:
Der Eisladen ist geöffnet, die Verkäuferin trägt keine Maske*

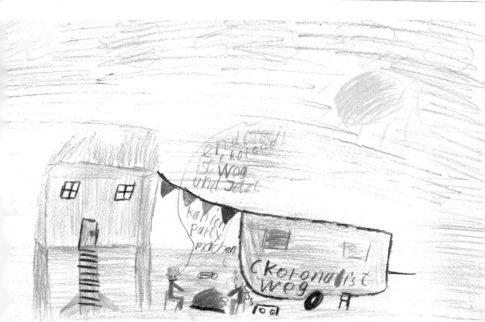

*Linus, 8 Jahre:
Endlich ist Corona weg und ich kann Party machen*

Vorausschau

Schülerinnen und Schüler aus der Abschlussklasse 10 formulieren so:

→ Corona wird auf jeden Fall noch bei uns sein.

→ Gewisse Lockerungen wird es geben, aber ich denke nicht, dass alles normal ist.

→ Ich kann mich in die Wirtschaft setzen und das Zwiebelschnitzel essen.

→ Die Maske werden wir noch tragen, denn sie ist der beste Schutz vor Ansteckung.

→ Ich hoffe, dass ich meine Prüfungen normal schreiben kann, da bin ich aber sehr zuversichtlich.

→ Ich freue mich auf die neuen Jahre.

→ Ist der Impfstoff der Durchbruch in der Pandemie oder doch nur Fehlalarm? Niemand kennt die Antwort.

→ Hände desinfizieren, Sauberkeit: ein Muss! Weniger Bakterien bedeuten auch, dass das Virus geringere Chancen hat, auszubrechen.

→ Mir hat Corona einen Strich durch die Rechnung gemacht. Aber nach jedem Tief kommt bekanntlich ein Hoch.

→ Nächstes Jahr: Silvesterparty mit hundert Leuten? Kein Problem! Die Frage ist jedoch: Brauchen wir das?

→ Die Krise hat uns gezeigt, was wir brauchen, um glücklich zu sein. Familie und enge Freunde.

→ Man hat viel nachzuholen mit Freunden.

→ Das Jahr 2021: einen neuen Lebensabschnitt beginnen, ohne Maskenpflicht.

»Unsere Kinder sollen es einmal besser haben als wir!«

So haben wir begonnen und so schließt sich der Kreis: »Unsere Kinder sollen es einmal besser haben als wir!«

Wir sind am Ende des Buches angelangt.

Epilog – Ein offener Brief

Liebe Generation Maske,

ich habe dich so genannt, weil es kein passenderes Symbol für diese Zeit gibt als eben dieses Stück Stoff oder Papier.

Du bist in eine außergewöhnliche, schwierige Situation geraten, bist in vielen Bereichen aus dem »warmen Nest« geworfen worden. Du darfst und musst dich mit Themen beschäftigen und Probleme bewältigen, von denen du bislang keine Vorstellung hattest. Wie niemand von uns.

Was kann ich dir empfehlen, was dir raten? Denn es ist ja wohl die Aufgabe der älteren Generationen, zu beraten und zu unterstützen.

Was ich hier aufgeschrieben habe – Informationen, Beobachtungen, Prognosen, Erkenntnisse – habe ich für *dich* geschrieben.

Damit man dich »Generation STARK« nennen wird, nicht »Generation Maske«.

Das wünsche ich dir. Und mir.

Stefan Hockertz

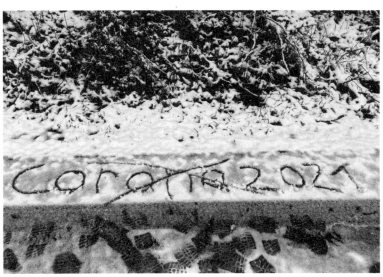

Quellennachweis

Alle hier aufgeführten Links waren bei Redaktionsschluss aufrufbar. Sollte dies bei Drucklegung nicht mehr der Fall sein, kann der entsprechende Link in der Regel beim Internetarchiv (*http://archive.org/web/*) gefunden werden.

1 Fassbinder, Rainer Werner: *Angst essen Seele auf,* Film, 1974.

2 Berner, Reinhard: »Corona-Studie: Immunisierungsgrad geringer als erwartet – Schulen haben sich nicht zu Hotspots entwickelt«, Corona-Studie TU Dresden/Carl-Gustav-Carus-Universitätsklinikum/Klinik und Poliklinik für Kinder- und Jugendmedizin, Mai 2020.

3 Ravens-Sieberer, Ulrike; Otto, Christiane; Kaman, Anne: COPSY-Studie, digitale Fachtagung 10.11.2020, Universitätsklinikum Hamburg-Eppendorf; Klinik für Kinder- und Jugendpsychiatrie.

4 WHO, Regionalbüro Deutschland, »Deutliche Zunahme zwischenmenschlicher Gewalt – eine unbeabsichtigte Folge der gegen COVID-19 ergriffenen Maßnahmen für Familien«, 03.6.2020, *https://www.euro.who.int/de/health-topics/disease-prevention/ violence-and-injuries/news/news/2020/6/the-rise-and-rise-of- interpersonal-violence-an-unintended-impact-of-the-covid-19- response-on-families.*

5 WHO: »Deutliche Zunahme zwischenmenschlicher Gewalt – eine unbeabsichtigte Folge der gegen COVID-19 ergriffenen Maßnahmen für Familien«, 3.6.2020,

*https://www.euro.who.int/de/health-topics/disease-prevention/
violence-and-injuries/news/news/2020/6/the-rise-and-rise-of-
interpersonal-violence-an-unintended-impact-of-the-covid-19-
response-on-families.*

6   B-Fast, Bundesweites Forschungsnetz Angewandte Surveillance
    und Testung, Universitätskliniken in Deutschland,
    https://kinderklinik.uk-koeln.de/forschung/b-fast/.

7   Hähner-Rombach, Sylvelyn; Hartig, Christine; Institut für Ge-
    schichte der Medizin:»Medikamentenversuche an Kindern und
    Jugendlichen im Rahmen der Heimerziehung in Niedersachsen
    zwischen 1945 und 1978«, Forschungsprojekt im Auftrag des
    Niedersächsischen Ministeriums für Soziales, Gesundheit und
    Gleichstellung, Abschlussbericht Modul 1 und 2, 8.1.2019.

8   Bundestag, Antwort der Bundesregierung auf die Kleine An-
    frage von Seestern-Pauly, Suding et.al., Drucksache 19/21386,
    »Häusliche Gewalt gegen Kinder während der Corona-Pandemie«,
    https://dip21.bundestag.de/dip21/btd/19/216/1921670.pdf.

9   Klundt, Michael:»Umgang mit Kindern und Jugendlichen
    während der Corona-Pandemie in Deutschland«, Studie,
    Welt am Sonntag, 14.6.2020.

10 »Eltern stehen auf«, *https://eltern-stehen-auf-wuerzburg.de.*

11 Hüter, Michael; »Eltern stehen auf«, Veranstaltung Leipzig,
    7.11.2020; »Immer wieder wird jungen Menschen suggeriert,
    wer keine Maske trägt, sei ein Mörder!«,
    Plattform »clubderklarenworte«, 11.12.2020.

12 Hattie, John; Yates, Gregory: *Lernen sichtbar machen aus psycho-
    logischer Perspektive,* Schneiderverlag, Hohengehren, 2015.

13 Kiess, Wieland; Jurkutat, Anne; Meigen, Christof, et al.: Zusam-
    menfassung der Ergebnisse der Basiserhebung Ende Mai/Juni
    2020 – Studie zur Bewertung des Infektionsgeschehens mit SARS-
    CoV-2 bei Lehrkräften, Schülerinnen und Schülern in Sachsen.

14 »Eisenmann: Präsenzunterricht an Schulen ist oberstes Ziel«,
    schwäbische, 22.10.2020.

15 Ceylan, Bülent; Interview Elisa Eberle, *ts-Teleschau,* 17.10.2020.

16 Oversohl, Martin: »Kretschmann: Melden von Corona-Verstößen ist sinnvoll«, dpa, *Badisches Tagblatt*, 31.3.2020.

17 Linnartz, Mareen: »Angela Merkel empfiehlt, frierende Kinder sollten Kälte in den Klassenräumen durch Kniebeugen und Händeklatschen entgegenwirken«, *Süddeutsche Zeitung*, 9.12.2020, *http://www.sueddeutsche.de/panorama/merkel-kniebeuge-lueften-corona-1.5142416*.

18 Krüger, Thomas: »Der Präsident des Kinderhilfswerks, Thomas Krüger, hat davor gewarnt, Jugendliche in der Coronakrise zu Sündenböcken zu machen und ihnen die ›Spreader-Rolle‹ zuzuweisen«, *adhoc-news*, 9.12.2020.

19 Butz, Ulrike: *Rückatmung von Kohlendioxid bei Verwendung von Operationsmasken als hygienischer Mundschutz an medizinischem Fachpersonal*, Dissertation Technische Universität München, 2004.

20 Huo, Xin-Long; Min, Jing-Jing; Pan, Cai-Yu, et al.: »Efficacy of Lovastatin on Learning and Memory Deficits Caused by Chronic Intermittent Hypoxia-Hypercapnia: Through Regulation of NR2B-Containing NMDA Receptor-ERK Pathway«, PLOS ONE, *www.plosone.org*, 2.4.2014, Band 9, Ausgabe 4.

21 Uysal, Nazan; Kiray, Muge, et al.: »Effects of exercise and poor indoor quality on learning, memory and blood IGF-1 in adolescent mice«, *Biotechnic & Histochemistry*, 20.9.2013, *https://pubmed.ncbi.nlm.nih.gov/24050191/*.

22 Kuhbandner, Christof: »Die Nebenwirkungen und die Verhältnismäßigkeit der Maßnahmen zur Eindämmung des Coronavirus SARS-CoV-2 an Schulen«, Thesenpapier, Lehrstuhl für pädagogische Psychologie, Universität Regensburg, 18.10.2020.

23 Bruno-Latocha, Gesa; Kolbe, Annabell (GEW), et. al.: »Arbeitsschutz an Schulen – Belastungen und fehlende Konzepte in der Pandemie« in: *Gute Arbeit*, Bund-Verlag; ebenda: »Höchsttragezeit für Mund-Nase-Masken«, dargestellt im betrieblichen Kontext, Informationen für Betriebsräte etc. 10/2020, Bezug zu Studie des Universitätsklinikums Leipzig, *www.uniklinikum-leipzig.de*, Bund-Verlag, 2.11.2020.

24 Deutsche Gesetzliche Unfallversicherung; Erläuterungen zur Stellungnahme des Koordinierungskreises für Biologische Arbeitsstoffe (KOBAS) der DGUV zur Tragezeitbegrenzung für Mund-Nase-Bedeckungen (MNB), 27.05.2020, aktualisierte Fassung 07.10.2020.

25 Pürner, Friedrich, Tweet vom 24.11.2020, Epidemiologe, ehemals Leiter Gesundheitsamt Aichach/Friedberg.

26 Jenetzky, Ekkehard; Schwarz, Silke; Universität Witten-Herdecke; Preprint Studie zu Nebenwirkungen des Tragens von Masken bei Kindern und Jugendlichen, *https://www.researchsquare.com/article/rs-124394/v1.*

27 WDR, *Quarks*, 21.9.2020; Verweis auf im Fachmagazin *The Lancet* veröffentlichte Metaanalyse; Quarks, Wissenschaftssendung; »Coronavirus: Das wissen wir – und das wissen wir nicht, *https://www.quarks.de/gesundheit/medizin/ corona-virus-das-wissen-wir/.*

28 Kuhbandner, Christof: »Coronavirus-Todesfälle: Über die fragwürdige Diagnostik und die irreführende Darstellung in Regierungserklärungen«, *Telepolis*, 30.11.2020.

29 Oberrauch, Bernhard; Adami, Marco, et al: »Ist der Gebrauch von Mund-Nase-Bedeckungen in der Gesamtbevölkerung eher schädlich als nützlich unter Berücksichtigung der CO_2-Konzentration?«, Studie, Trentino/Italien, 1.11.2020, *https://www.sunshine.it/ist-der-gebrauch-von-mund-nasen-bedeckungen-in-der-gesamtbevoelkerung-eher-schaedlich-als-nuetzlich-unter-beruecksichtigung-der-co2-konzentration/* und *https://vimeo.com/485837807/adc7639f63.*

30 Traindl, Helmut; Ingenieurbüro für technischen Umweltschutz, *http://www.traindl-consult.at/.*

31 Mediziner und Wissenschaftler für Gesundheit, Freiheit und Demokratie, e. V., *https://www.mwgfd.de/.*

32 Schrappe, Matthias; ehemals Vizechef des Sachverständigenrates für Gesundheit 2007–2011, gegenüber *Bild* am 24.11.2020.

33 Klöckner, Marcus: »Schließung von Krankenhäusern: ›Das ist politisch gewollt‹«; 29.7.2020, Redaktion, *https://www.nachdenkseiten.de/?p=63403.*

34 Kaess, Michael; Direktor der Universitätsklinik für Kinder- und Jugendpsychiatrie, Bern; Berger, Gregor; Leiter der Notfalldienststelle der Universitätsklinik Zürich; zu Notfällen in der Psychiatrie, aus *Echo der Zeit*, 21.11.2020.

35 Hartung, J. Manuel: »Haben wir gelernt?«, *Die Zeit*, 19.11.2020, Nr. 48.

36 *ZDF heute*, »20 Impfstoffe im Test – WHO: Corona-Impfung Mitte 2021 möglich«, 20.7.2020; »Vor offiziellem Impfstart – 101-Jährige als Erste in Deutschland geimpft«, 26.12.2020.

37 Hockertz, Stefan: »Impfstoffe: von der Entwicklung bis zur Zulassung – Kritische Betrachtung eines Immuntoxikologen«, *umwelt-medizin-gesellschaft*, 4/2020.

38 European Medicines Agency, *https://www.ema.europa.eu/en.*

39 Paul-Ehrlich-Institut, *https://www.pei.de/DE/home/home-node.html.*

40 Robert Koch-Institut, *https://www.rki.de/DE/Home/homepage_node.html.*

41 YouTube-Richtlinie zu medizinischen Fehlinformationen über COVID-19, Zitat aus dem Update vom Mai 2020, *https://support. google.com/youtube/answer/9891785?hl=de&ref_topic=9282436.*

42 Pribyl, Katrin; Drewes, Detlef: »Mittel von Biontech: Briten preschen beim Corona-Impfstoff vor«, *Saarbrücker Zeitung*, 2.12.2020.

43 Belli, Onur Burcak; Grabar, Edda, et al: »Impfe und herrsche«, *Die Zeit*, Nr. 52, 10.12.2020.

44 Kohn, Stephan: »Coronakrise 2020 aus Sicht des Schutzes Kritischer Infrastrukturen« (Auswertungsbericht KM4a, 25.4.2020/7.5.2020).

45 Tichy, Roland: »Ein Verwaltungspraktiker spricht. Studie aus dem BMI, Teil 9: Interna für Externe – einer Pandemie angemessen«, *Tichys Einblick*, 17.5.2020.

46 Guterres, Antonió; Videokonferenz des UN-Sicherheitsrates, *https://www.tagesschau.de/ausland/ un-sicherheitsrat-bioterror-101.html*

47 Bundesministerium des Inneren, Pressemitteilung, 10.5.2020: »Mitarbeiter des BMI verbreitet Privatmeinung zum Corona-Krisenmanagement«, *https://www.bmi.bund.de/SharedDocs/pressemitteilungen/ DE/2020/05/mitarbeiter-bmi-verbreitet-privatmeinung-corona-krisenmanagement.html.*

48 Kuhbandner, Christof: »Coronavirus-Todesfälle: Über die fragwürdige Diagnostik und die irreführende Darstellung in Regierungserklärungen«, *Telepolis*, 30.11.2020.

49 Beitzinger, Franz; Leest, Uwe; Schneider, Christoph: »Cyberlife: Studie über Cybermobbing bei Schülerinnen und Schülern«, Bündnis gegen Cybermobbing e. V. in Kooperation mit der Techniker Krankenkasse, 11/2020.

50 Buschmann, Claas; Tsokos, Michael: »Der ›Corona-Suizid‹ – ein neues Suizidmotiv im Rahmen der Corona-Pandemie in Deutschland 2020. Archiv für Kriminologie«, 2020, 245: 143–154.

51 Pietsch, Antje-Christine: »Es trifft Kinder, die vorher schon Probleme hatten, besonders hart« in: Mönter, Ansgar: »Angst, Bettnässen, Suizidgedanken: Wie Corona Kinder krank macht«. *Haller Kreisblatt*, 19.10.2020, *https.//www.haller-kreisblatt.de/region/22879914_Angst-Bettnaessen-Suizidgedanken-Wie-Corona-Bielefelder-Kinder-krank-macht.html.*

52 Rosa, Hartmut: *Unverfügbarkeit*, Suhrkamp, 2020.

53 Helmberger-Fleckl, Doris, *Die Furche*-Chefredakteurin, im Gespräch mit Hartmut Rosa, in: *Die Furche*, 19.8.2020.

54 Blome, Nikolaus: »Impfpflicht! Was denn sonst?«, Kolumne im *Spiegel*, 7.12.2020.

55 Kennedy, John F.; Zitat, in: Agitano – *Wirtschaftsforum Mittelstand*.

56 Walach, Harald, »Das Stolpern geht weiter – Neue Einsichten, neue Bewegungen?«, Blogbeitrag 8. Dezember 2020; »Bröckelnde Mythen«, Blogbeitrag 14.12.2020, *www.harald-walach.de/blog.*

57 Dankbar, Christine: »Spahn will Intensivbetten für Covid-19-Patienten reduzieren«, 17.4.2020, *Berliner Zeitung, https://www.berliner-zeitung.de/politik-gesellschaft/ die-zahl-der-neuinfektionen-geht-zurueck-li.81404.*

58 Verband der Arzneimittelhersteller VfA: »Pandemie schnell erklärt«, 24.2.2020, *https://www.vfa.de/de/wirtschaft-politik/ abcgesundheitspolitik/pandemie-schnell-erklaert.*

59 Göpfert, Angela: »Biotech-Unternehmen Formycon: Neues Corona-Medikament aus Bayern«, BR 24 Newsletter, 10. Dezember 2020.

60 Schubert, Christian; Mediziner, Psychologe, Universität Innsbruck: »Psychoneuroimmunologie im Laufe des Lebens«, Ankündigung 3. PNI-Kongress Innsbruck 2020, *www.planet-wissen.de.*

61 *Biologie-Schule.de:* »Kompaktes Wissen für Schule und Studium: Biografie und Lebenslauf von Marie Curie«.

62 ZSL, Zentrum für Schulqualität und Lehrerbildung: »Leitfaden Demokratiebildung des Kultusministeriums Baden-Württemberg«, aktualisiert 12.7.2019.

63 Blendinger, Dorothea; Diehnelt, Marlene: *Kooperation zwischen Klassen, voneinander lernen in heterogenen Gruppen,* Klinkhardt, 2003.

Vielen Dank den Schülerinnen und Schülern Anna, Dorian, Finn, Justin, Lara, Linus, Melli, Nikolas, Rosa und Tino für die Bilder. (Abbildungen: privat)

KOPP VERLAG

Bücher, die Ihnen die Augen öffnen

In unserem kostenlosen Katalog finden Sie Klassiker, Standardwerke, preisgünstige Taschenbücher, Sonderausgaben und aktuelle Neuerscheinungen.

Viele gute Gründe, warum der Kopp Verlag Ihr Buch- und Medienpartner sein sollte:

✔ **Versandkostenfreie Lieferung** innerhalb Europas
✔ **Kein Mindestbestellwert**
✔ **30 Tage Rückgaberecht**
✔ **Keine Verpflichtungen** – kein Club, keine Mitgliedschaft
✔ **Regelmäßige Informationen**
   über brisante Neuerscheinungen und seltene Restbestände
✔ **Bequem und einfach bestellen:**
   Wir sind von 6 bis 24 Uhr für Sie da – 365 Tage im Jahr!

Über 1,5 Millionen zufriedene Kunden vertrauen www.kopp-verlag.de

Ein kostenloser Katalog liegt für Sie bereit. Jetzt anfordern bei:

KOPP VERLAG

Bertha-Benz-Straße 10 • 72108 Rottenburg a. N.
Telefon (0 74 72) 98 06 10 • Telefax (0 74 72) 98 06 11
info@kopp-verlag.de • www.kopp-verlag.de